W0244333

Guérison

Enseignements de l'archange Raphaël

Karine Malenfant

ADA éditions

Copyright © 2007 Karine Malenfant
Copyright © 2007 Éditions AdA Inc.
Tous droits réservés. Aucune partie de ce livre ne peut être reproduite sous quelque forme que ce soit sans la permission écrite de l'éditeur, sauf dans le cas d'une critique littéraire.

Éditeur : François Doucet
Révision linguistique : Serge Trudel
Correction d'épreuves : Nancy Coulombe, Isabelle Veillette
Conception de la couverture : Matthieu Fortin
Photo de la couverture : IStockPhoto ©
Mise en page : Sébastien Michaud
ISBN Papier 978-2-89565-756-9
ISBN PDF numérique 978-2-89683-257-6
ISBN Epub 978-2-89683-258-3
Première impression : 2007
Dépôt légal : 2007
Bibliothèque et Archives nationales du Québec
Bibliothèque Nationale du Canada

Éditions AdA Inc.
1385, boul. Lionel-Boulet
Varennes, Québec, Canada, J3X 1P7
Téléphone : 450-929-0296
Télécopieur : 450-929-0220
www.ada-inc.com
info@ada-inc.com

Diffusion

Canada :	Éditions AdA Inc.
France :	D.G. Diffusion Z.I. des Bogues 31750 Escalquens – France Téléphone : 05-61-00-09-99
Suisse :	Transat – 23.42.77.40
Belgique :	D.G. Diffusion – 05-61-00-09-99

Imprimé au Canada

Participation de la SODEC.
Nous reconnaissons l'aide financière du gouvernement du Canada par l'entremise du Programme d'aide au développement de l'industrie de l'édition (PADIÉ) pour nos activités d'édition.
Gouvernement du Québec - Programme de crédit d'impôt pour l'édition de livres - Gestion SODEC.

Pour tous les anges, les archanges et les maîtres ascensionnés. Puissiez-vous toujours nous ouvrir vos bras et nous offrir votre amour, votre réconfort et vos enseignements.

Pour la Vierge Marie, être de lumière magnifique qui comble le vide de la solitude par sa douceur et sa présence.

Pour Jésus, Fils bien-aimé, Maître de sagesse et ami bienveillant. Je te remercie de l'attention que tu portes à chaque être humain.

Pour Dieu, le père, éternel amour et lumière. Je vous remercie humblement de votre volonté et de votre grâce dans ma vie. Même si les jours ne sont pas toujours faciles, c'est grâce à vous si je continue à marcher sur mon chemin. C'est aussi grâce à vous si, en me levant le matin, je jette un coup d'œil au ciel et je souris, car je sais que vous êtes là.

Pour la Terre-Mère, les animaux, les cristaux, les arbres et les plantes.

Pour Maxime, mon ange gardien et ma source d'inspiration.

Et enfin, pour toi, archange Raphaël, merci de m'avoir choisie pour transmettre tes enseignements. Je t'en serai éternellement reconnaissante.

Il existe en chaque être humain un pouvoir indescriptible qui lui permet de se guérir lui-même. Bien au-delà des simples apparences, si l'humain persiste à écouter sa voix intérieure, il pourra constater à quel point il peut puiser à même ses énergies et ses vibrations pour parvenir à détenir la clé de sa propre guérison. Ma lumière est présente pour que l'humain continue à voir, bien que la plupart se refuse à cela. Heureusement, j'ai placé sur Terre des âmes bienfaitrices qui accomplissent Ma volonté sous forme de médecins de l'âme et de thérapeutes, envoyés du ciel pour faire l'imposition des mains, comme jadis le prodiguait Mon Fils bien-aimé.

À vous tous, chers enfants, puissiez-vous reconnaître la Lumière en votre cœur pour faire, de votre route, un chemin d'amour et de compassion.

Je Vous Offre Ma Lumière,

JE Suis.

Table des matières

AVANT-PROPOS

L'archange Raphaël, Maître du Rayon Émeraude, est venu à moi en déployant toute sa lumière et tout son amour. Il m'a offert un très beau message, me demandant d'être son « canal » pour les enseignements qu'il désire offrir sous forme d'un livre traitant de guérison. C'est un grand honneur pour moi de recevoir les connaissances de cet archange. Il souhaite que cela puisse toucher le plus d'êtres humains possible. J'ai reçu avec un certain engouement les enseignements de Raphaël, sachant que sa présence à mes côtés m'offrait un grand réconfort et une source de lumière magnifique. Si nous ouvrons notre cœur à la lumière divine et aux enseignements qui nous sont transmis, nous accueillons alors l'amour et la grâce de Dieu et nous lui trouvons une place de choix dans notre vie et notre quotidien. Il faut puiser en soi pour parvenir à cheminer spirituellement sans tout laisser tomber au bout de quelques mois. La spiritualité n'est pas une chose éphémère qu'on met aux oubliettes lorsque l'on rencontre des embûches ou lorsque notre entourage n'apprécie pas notre foi et nos croyances. Il faut être apte à surmonter les obstacles, qu'ils soient d'ordre spirituel ou psychologique. Plus nous évoluons, plus il est parfois difficile de garder les deux pieds sur terre. Il le faut ! Enracinez-vous fermement.

Je m'intéresse depuis plusieurs années à l'énergie Reiki. Je me suis fait initier au Reiki en 2006 et je trouve que cela m'apporte un bien-être incroyable. Étant à présent maître Reiki, je me demande parfois comment j'ai pu vivre ma vie sans cette énergie incroyable. Je crois que pouvoir servir de « canal » et transmettre l'énergie de l'Éternel ne se résume pas en seulement deux mots. Je pourrais vous entretenir durant plusieurs pages des effets bénéfiques que cela procure. Depuis que j'offre des soins de guérison Reiki, je prends conscience que toute ma vie change graduellement. Plus j'évolue sur mon chemin, plus je me détache de certaines habitudes qui étaient ancrées dans mon quotidien. Je vibre à l'énergie universelle de vie. Chaque jour et chaque minute, je fais en sorte que mon existence reflète les principes du Reiki. Je ne me lasse jamais de parler de cette puissante énergie de guérison. Avec ces enseignements de l'archange Raphaël, nous pouvons constater à quel point chaque être humain possède en lui la force de se guérir. J'espère que vous apprécierez cette lecture.

Que Dieu et les anges veillent sur vous,

Karine Malenfant

CHAPITRE 1

Mon Rayon Émeraude

1) Ma présence auprès de vous

Je suis l'archange de guérison et je vous transmets mes enseignements qui pourront éveiller votre conscience à la grandeur du pouvoir qui existe en chacun de vous. Il faut que vous puissiez reconnaître la force qui sommeille en votre âme comme étant un outil précieux de votre cheminement spirituel. Lorsque je vous fais part de la « canalisation » de l'énergie universelle de vie, je veux également parler du Reiki, mais aussi de toute forme d'enseignement qui implique le Tout-Puissant et la guérison. Dans ce livre, il n'y aura pas de système de guérison qui sera mis de l'avant plus qu'un autre.

Éveillez-vous à la puissance de guérison et apprenez à apprivoiser la sagesse de la nature qui vous entoure. Faites en sorte de travailler avec ce que les Amérindiens appellent la « Source » et qui se trouve dans les quatre éléments : l'eau, le feu, l'air et la terre. Pour ce faire, vous pouvez créer un espace dans votre maison où vous placerez des cristaux, de l'eau de source, une bougie et de l'encens. Cet endroit peut être votre lieu de méditation. Chaque élément a un lien avec votre Soi supérieur. Par exemple, l'élément « terre » vous rappelle la Mère nourricière, là où vous posez les pieds et où vous vous enracinez pour sentir battre le cœur de la Terre et comprendre le rythme régulier que doit avoir votre vie. L'eau est l'élément purificateur et libérateur, tandis que l'air est constitué des pensées que votre âme engendre et qui rejoignent le divin. Le feu, lui, est annonciateur de la flamme qui brûle en chacun de vous, le destin qui fait en sorte que vous devez trouver votre mission pour accomplir votre quête spirituelle.

Si ma lumière a choisi d'offrir mes enseignements, cela concerne un besoin important chez l'être humain de comprendre clairement les étapes que vous devez intégrer à votre vie concernant la guérison. Que vous soyez ou non guérisseur, que vous méditiez ou non, que vous compreniez ou non ce que sont les chakras et la purification, il n'importe guère pour l'instant que vous en connaissiez peu ou beaucoup sur ce sujet. Tout ce que je vous demande est d'ouvrir votre esprit et de comprendre le message que je vous offre. Ces enseignements sont pour tout le monde. Personne n'est plus important qu'un autre être humain. Certaines personnes ont l'avantage d'expérimenter la spiritualité depuis de nombreuses années, tandis que d'autres ne font que commencer dans ce domaine. Mes enseignements sont conçus pour tous ceux qui s'intéressent à la guérison, à la lumière de l'Éternel et à leur cheminement spirituel.

Toute forme de méditation est un élément important de votre route, tout comme apprendre à sourire ou apprendre à recevoir et à donner. Tout cela mène à la guérison, autant spirituelle, mentale que physique. Je nommerai des anges et des archanges qui pourront se frayer un chemin jusqu'à vous. Je parlerai de méditation, mais également de guérison par l'imposition des mains, qui est l'énergie universelle de vie. Il sera également question de guérison par les cristaux, la flamme violette, l'eau et la respiration. J'inclurai plusieurs méditations à être réalisées de façon lumineuse.

Je parlerai de mon Rayon Émeraude et des étapes que doit franchir l'être humain pour parvenir à la conscience divine. Il va sans dire que je glisserai quelques mots sur les nouvelles vibrations qui entreront en action prochainement sur Terre, et je parlerai également de plusieurs autres sujets qui viendront parfaire votre cheminement. Graduellement, vous verrez apparaître la lumière et vous cesserez de ne voir que le côté négatif de votre vie. Vous apprendrez à vivre de manière consciente et, surtout, en œuvrant avec le Christ en chacun de vous. Je côtoie régulièrement le Maître Jésus, et il vous offre un message d'espoir à vous tous qui êtes en quête de l'amour universel. Apprenez à vivre en société en prenant soin des uns et des autres, bien que cela soit parfois difficile puisque certains humains préfèrent la solitude. Je suis la Lumière Émeraude qui veille sur vous, apprenez à me voir. Vous êtes dans l'harmonie quand votre cœur accueille les bienfaits de la foi et que de bonnes vibrations émanent de votre corps.

Ce livre se veut un recueil de guérison qui deviendra pour vous un outil de travail spirituel. Chers amis, il faut savoir que plus vous offrirez d'amour à la Terre-Mère, à votre famille, vos amis, vos animaux, vos cristaux et vos plantes, bref, à la nature tout entière, plus vous pourrez constater à quel point le vrai sens de la guérison se fait sentir à l'intérieur de votre âme et de votre cœur. Je vous offre mon aide et ma présence, il suffit de m'appeler, je serai à vos côtés. Que ce soit d'ordre thérapeutique, physique, affectif, psychologique ou simplement pour un contact empreint d'amour et de réconfort, je serai là.

Il viendra un temps où la Terre entière parviendra à son plein potentiel intuitif, et ce temps n'est pas aussi éloigné que vous pouvez le croire. Le taux vibratoire de chaque être humain s'élèvera au-delà des schémas que vous aviez établis avant que vous ne veniez sur Terre. Chaque jour, à votre réveil, prenez conscience de votre place au sein de l'univers. Avant même d'ouvrir les yeux, ressentez le divin filtrer en vous. Chaque fois que vous semez une pensée positive, elle germera et s'épanouira jusqu'à produire d'autres pensées positives en votre âme et votre cœur. Vous pourrez savoir ce qu'est réellement la puissance de la pensée positive. Nous sommes des messagers de l'Éternel et quand vous nous appelez auprès de vous, nous descendons à vos côtés dans l'amour le plus pur et le plus lumineux.

Si votre chemin vous semble ardu et sans lumière, si votre maladie vous inquiète et si vous ne savez plus quoi faire, parlez-moi, je viendrai à votre secours et je vous guiderai. Je ferai en sorte que la guérison entre dans votre vie immédiatement, sans attendre. Je vous dirigerai vers le bon thérapeute qui vous fera prendre conscience que la guérison débute d'abord et avant tout à l'intérieur de vous. Chers enfants de Dieu, appelez-moi, je serai à vos côtés ; d'ailleurs, je le suis déjà lorsque vous lisez ces lignes.

Je suis le Maître du Rayon Émeraude de guérison, et mes énergies s'imprègnent dans chaque cellule de votre corps. La lumière divine est l'éclat de ma présence près de vous. En choisissant d'avoir foi en l'Éternel, vous comprenez le sens réel que votre vie se doit d'avoir en étant sur un chemin spirituel.

Plus vous évoluerez, plus vous serez à même de voir tous les changements positifs qui s'opéreront dans votre vie actuelle. Votre quotidien ne sera plus jamais le même, car une fois cette route entreprise dans l'amour et la compassion, vous ne pourrez plus reculer. Le passé ne sera plus qu'une ombre et le futur ne sera qu'un semblant de réalité. Vous devez vivre dans l'instant présent, car c'est la seule chose que vous possédez.

Les biens matériels sont des futilités à côté de la grandeur du Tout-Puissant. La confiance en soi, le lâcher-prise et la compassion se doivent d'être les emblèmes de votre nouvelle vie. Dès à présent, faites-vous la promesse de suivre désormais la voie que vous dicte votre intuition. Ouvrez-vous à la puissance de l'amour, à l'appel des anges, aux énergies des archanges et aux enseignements des maîtres ascensionnés. Et bien évidemment, au Tout-Puissant qui est en vous et tout autour de vous.

2) La cinquième dimension

Ma présence se fait également dans la cinquième dimension où je continue mon travail d'archange de guérison aux côtés d'êtres qui ont ascensionné dans la lumière. Mon rôle consiste à leur servir de canal de communication reliant le divin à ces êtres de lumière. Plusieurs de vos proches décédés sont maintenant dans la cinquième dimension. Après avoir évolué auprès de leurs guides spirituels et recueilli des enseignements importants pour leur cheminement, ils sont devenus des êtres purs ayant une âme dénuée de doute et de peur. Ils sont maintenant rendus dans la cinquième dimension et ils ne se réincarneront plus sur Terre, car leur place est ailleurs. Les êtres qui vivent dans cette dimension ont comme travail de choisir des âmes très évoluées pour qu'elles s'incarnent sur Terre en devenant des enfants de la lumière arc-en-ciel. La plupart de ces âmes ont maintes et maintes fois œuvré sur d'autres planètes et maintenant, elles sont prêtes à prendre leur place au sein des êtres humains.

Vous constaterez à quel point l'énergie de la Terre est en train de changer. La grande transformation se fait graduellement, les énergies de la planète sont en plein contrôle et le plus souvent, vous ressentez ses vibrations par des secousses, de grands vents, des pluies torrentielles et des volcans en éruption. Même les animaux s'en mêlent. C'est toute la nature qui se fait entendre. Les êtres de la cinquième dimension préparent tranquillement les êtres humains à ce changement majeur qui s'opère.

Sachez qu'il existe un autre plan d'existence et que vous n'êtes pas seul à cet instant précis. Plusieurs personnes croient que Dieu punit les êtres humains par ces brusques changements climatiques, mais il n'en est rien. C'est la Terre-Mère qui parle. Et un jour ou l'autre, vous n'aurez pas le choix de comprendre ce qui se passe réellement. Vous constaterez qu'il vous faut changer votre comportement non seulement vis-à-vis de votre propre corps physique, mais également par rapport à la nature qui vous entoure.

La cinquième dimension est une véritable bibliothèque remplie de savoir et d'enseignements conçus pour les êtres humains. Si vous êtes apte à faire des voyages astraux ou à vous y rendre pendant votre sommeil, vous réaliserez à quel point toutes les réponses à vos questions s'y trouvent. De nombreux guides spirituels vous attendent et pourront vous montrer le chemin à suivre pour améliorer votre existence actuelle sur la Terre-Mère.

La spiritualité se doit d'être la chose la plus importante dans votre vie présente. Lorsque vous agirez comme il se doit, vous pourrez alors mieux assimiler les mots que vous lisez présentement.

3) Les autres

Avant de vous parler des « autres », sachez que mes propos pourront paraître quelque peu brusques. Cependant, soyez assuré que ma lumière et mon amour sont imprégnés dans chaque mot que j'utilise. Tout ce que j'affirme, je le fais pour votre bien et votre avancement spirituel.

Fermez les yeux un instant. Respirez. Sentez la lumière pénétrer doucement en vous et se loger dans votre cœur. Soyez attentif au bruit qui vous entoure et essayez de capter l'énergie du silence. Faites abstraction de votre travail, de vos soucis, de l'attente que les autres ont de vous et de la culpabilité, soyez simplement là dans l'instant présent, sans aucune pensée pour le passé ou pour l'avenir. Vous êtes un être humain conscient de son rôle sur Terre. Vous êtes un enfant de Dieu. Réalisez à quel point les jours ne sont que d'innombrables tourments qui se répètent et qui ne correspondent en rien à ce que vous désirez. Alors, pourquoi continuez-vous le même manège quotidiennement ? Pourquoi demeurez-vous assis là où vous êtes sans aller chercher ce que vous désirez vraiment ? Est-ce la peur qui vous paralyse ? Est-ce le doute ? Est-ce le jugement des autres ? Êtes-vous né pour simplement faire les choses qu'on vous dicte, sans même espérer avoir plus ?

Il existe sous terre des êtres vivants. Il y a sous vos pieds des communautés d'êtres humains vivant dans la cinquième dimension. Qu'ont-ils de différent avec vous ?

Je dois vous avouer qu'ils ont tout de différent, car eux, ils existent vraiment. Ils sont les maîtres de leur vie, ils ne vivent pas dans la peur d'agir ou d'aller au bout de leurs rêves. Ils sont les réels dessinateurs de leur existence. Ils ne vivent pas dans la complaisance ou le doute. Leur vie est faite de grandeur, de joie et de bonheur. Ils ne connaissent pas la vieillesse, car pour eux, cela n'existe pas. Ils ne connaissent pas la famine, car il y a de la nourriture pour tout le monde. Ils ne connaissent pas la guerre, la pollution, la violence, le mépris, la soif d'argent et de pouvoir, car tous les êtres sont égaux et ils ont le libre arbitre de choisir ce qui est bon pour eux.

Ils vivent dans une dimension supérieure à la vôtre, mais ils sont tout de même présents dans cette dimension puisqu'ils sont aptes à ressentir vos énergies et les vibrations qui émanent de la Terre-Mère. Est-ce que vous acceptez l'idée que vous n'êtes pas seul ? Commencez-vous à percevoir le voile qui se dissipe doucement devant vos yeux et votre âme ? Pouvez-vous concevoir votre vie d'une manière différente en acceptant l'aide des êtres de lumière tout à fait conscients de votre présence sur cette Terre ?

L'idée même que ces peuples de la cinquième dimension se font de la conscience humaine pourrait vous surprendre, puisqu'ils sont certains que vous évoluerez un jour à cette dimension supérieure et que vous vivrez avec eux des jours heureux. Qu'en est-il exactement de cette pensée qui vient du cœur même des profondeurs de la Terre-Mère et des énergies divines ?

Pour l'instant, concentrons notre attention sur la guérison et tout ce qui entoure ce processus créateur en chacun de vous. Lors de vos méditations, si vous parvenez à ressentir les vibrations de ces êtres qui essaient de capter votre attention, soyez à leur écoute. Vous apprendrez beaucoup de leurs enseignements de sagesse. Les « autres » sont des peuples évolués spirituellement. Recevoir un message d'eux est bénéfique pour votre propre cheminement spirituel. Puisse la conscience divine couler en vous.

4) Les élus

Que signifie au juste d'être un élu ? L'élu est un être empreint de compassion et d'amour, un être entouré d'un halo de lumière semblable à celui des anges. L'élu est une personne apte à offrir son aide sans rien attendre en retour. L'élu ne craint pas de montrer qui il est réellement : il s'affiche avec ses croyances, ses qualités et ses défauts. Il ne porte aucun masque. L'élu ne porte pas de jugement vis-à-vis des autres personnes et ne rit pas de leur malheur. Il sait être d'une bonne écoute pour tous ceux qui en ont besoin. Il sait écouter la voix de son cœur et prendre soin de son enfant intérieur. L'élu adore rire, et c'est avec bonheur que chaque jour, il s'y prête. Son sourire est contagieux et ses yeux reflètent la douceur et le mystère. Sa joie de vivre est l'écho de sa foi en Dieu et de son chemin qu'il parsème de bonnes paroles et d'amour. L'élu est attiré par la nature et les animaux. Il en prend soin et trouve désolant la cruauté à laquelle l'être humain peut s'adonner. Pour ce faire, l'élu apprécie s'isoler du monde extérieur quelques instants chaque jour afin de refaire le plein de bonnes énergies et chasser les vibrations négatives. Croyez-vous être un élu ?

Prenez un morceau de quartz brut et allez marcher en forêt. Trouvez un endroit, puis déposez votre pierre par terre. Agenouillez-vous près du quartz et placez vos mains de chaque côté. Prenez une grande respiration, puis expirez en fermant les yeux. Demeurez silencieux.

Écoutez le chant des oiseaux et le bruit du vent qui siffle entre les arbres. Soyez réceptif. Captez la lumière du soleil qui filtre doucement à travers les branches des arbres. Visualisez votre quartz rayonner d'un rayon émeraude qui se loge en votre cœur. Continuez à respirer doucement en demeurant silencieux. La lumière verte tourbillonne en votre cœur dans le sens des aiguilles d'une montre. Puis, elle descend jusqu'à votre plexus solaire. Le rayon se déploie, sort de votre corps par votre chakra racine et s'enracine dans la terre. Ouvrez les yeux et enterrez votre quartz à cet endroit précis. Il sera un lien avec la Terre-Mère et peu importe où vous irez, il communiquera avec vous.

Un élu reconnaît la puissance des cristaux. Plus vous serez près de l'énergie de Gaïa, plus votre évolution travaillera à votre ascension. Ce rituel se veut un puissant outil pour vous venir en aide et pour vous démontrer toute la force de la lumière divine.

Plus vous serez proche de la nature et de l'essence même de votre vie, plus tout coulera aisément pour chaque aspect de votre existence. Ne demeurez pas enfermé entre quatre murs toute la journée, sortez, prenez l'air et emplissez vos poumons d'autres odeurs que celles des tapis et des parfums.

CHAPITRE 2

Élever vos pouvoirs psychiques

1) Confiance en soi

La confiance en soi est un processus important pour votre élévation spirituelle, et comme toute autre chose que vous désirez améliorer ou changer, elle nécessite de la volonté. Grâce à cette confiance, vous parviendrez à votre plein potentiel créateur, car la confiance en soi permet d'ouvrir convenablement votre « canal » réceptif. Vous pourrez ainsi assimiler tous les enseignements que les anges vous offrent. Alors, plus que toute autre chose, il faut parvenir à cette confiance en soi si « belle » et si « juste » pour que débute le fabuleux voyage que constitue votre cheminement spirituel. Plus vous continuerez à nier cette confiance en vous, plus vous la cacherez et refuserez de l'écouter, plus cette « voix » de sagesse ira à l'encontre de son rôle. Pour ce faire, commencez à avoir confiance en vous en cessant de douter : ne vous jugez pas, demeurez objectif et soyez ouvert à reconnaître vos faiblesses. La route qui mène à la confiance en soi est longue, c'est pour cela que vous devez débuter aujourd'hui même, en cet instant précis. Il faut que vous puissiez reconnaître cette partie de vous qui se refuse à toute confiance pour que vous sachiez par où commencer. Par exemple, croyez-vous avoir confiance en vous pour débuter un nouvel emploi qui vous intéresse et quitter celui que vous occupez présentement et qui vous rend malheureux ?

Si votre réponse est négative, vous saurez alors que vous souffrez d'un manque d'estime de soi, donc de confiance en vous. Pourquoi êtes-vous incapable de franchir cette étape ? Si je vous demandais de choisir un emploi de rêve, me répondriez-vous par votre emploi actuel ? Si non, qu'attendez-vous pour accomplir ce que vous désirez ?

Il y a manque de confiance en soi là où il y a manque de foi. Rappelez-vous que lorsque vous remettez vos doutes et vos peurs entre les mains de l'Éternel, il ne vous reste qu'à marcher en direction de votre plan divin. Ayez confiance en vous et cessez de remettre à demain ce que vous pouvez accomplir aujourd'hui.

2) Lâcher prise

Quand vous aurez compris le sens réel du lâcher-prise, votre vie prendra un tout autre sens. Lorsqu'une personne fait assez confiance à l'Univers, elle permet aux énergies positives de venir à elle librement. Lâcher prise ne signifie pas d'abandonner, il s'agit plutôt de remettre entre les mains du divin le résultat tant désiré.

Ne pas lâcher prise consiste à « attendre » et cela est néfaste, car vivre dans l'attente, c'est vivre dans le « futur » et non dans l'instant présent. N'attendez pas et profitez de ce moment présent, car cet instant unique ne reviendra jamais. Ne pensez plus à hier ni même à demain, il n'y a qu'aujourd'hui qui « existe » et qui est « vrai ».

Lâchez prise et respirez. Faites confiance à l'Éternel et tout ira bien. Ne luttez pas. Soyez calme et détendu. Plus vous accepterez de lâcher prise, plus vous permettrez à vos centres d'énergies d'être à leur plein potentiel, soustraits de l'emprise de votre mental et de votre ego. Pourquoi continuer à vivre ainsi ? Pourquoi être cet humain incapable d'avoir foi en Dieu ? Quand vous vous obstinez à garder férocement ce lâcher-prise hors de portée, inconsciemment, il se crée des tensions et des liens qui vous emprisonnent dans un champ d'énergie qui tourne et qui, au lieu d'aller tout simplement dans le sens de vos désirs, s'oriente plutôt contre vos espoirs. Alors, votre aura est perturbée et tout votre corps ressent ce « stress » inutile.

Lâcher prise est la clé vers la conscience divine. Œuvrez avec le Créateur afin que vous puissiez jouir d'une vie digne de votre plan et de votre destin. Cessez de craindre ce lâcher-prise en croyant que vous abandonnez. Vous ne baissez pas les bras face à l'adversité, vous remettez tout simplement ce fardeau entre les mains du Tout-Puissant et vous avancez librement.

3) Compassion

Je dois d'abord vous dire qu'il y a une grande différence entre avoir de la compassion pour une autre personne et avoir pitié d'elle. La meilleure façon de lui venir en aide est d'avoir cette compassion au fond de votre cœur, et non d'éprouver pour elle de la pitié. Cette dernière engendre une émotion négative qui s'apparente à l'apitoiement, tandis que la compassion lance un message tel que : « Je comprends ta souffrance, mais je ne la vis pas. Tu es un être humain qui a de nombreuses possibilités et beaucoup de force, tu n'es pas une victime. » La pitié renvoie plutôt un message du genre : « Pauvre enfant, tu souffres, c'est dommage. Je vis ta souffrance avec toi. » Est-ce que cela a du sens d'avoir pitié ? Bien sûr que non. N'oubliez pas que Jésus-Christ est un être divin qui a toujours défini la compassion comme étant une loi d'amour et de respect. En connaissant la différence qu'il y a entre la compassion et la pitié, vous prendrez garde d'engendrer une émotion de pitié, et vous opterez plutôt pour un sentiment de compassion. Regardez autour de vous et observez l'attitude des gens vis-à-vis des autres. En voyant ce qui se passe réellement dans votre entourage, vous constaterez à quel point l'être humain est toujours prêt à jouer le rôle de victime et à rechercher la pitié des autres. Et pourtant, il est beaucoup plus naturel pour votre âme et votre cœur de faire preuve de compassion. Réveillez la vraie personne qui sommeille en vous et une bonne fois pour toutes, voyez à quel point le Christ fait partie de vous. Agissez comme un être divin et comme un être de lumière qui a pris conscience de sa divinité. Pour ce faire, cessez immédiatement ce rôle de victime que vous vous attribuez.

4) Le pouvoir énergétique de la lune

Un soir de pleine lune, sortez à l'extérieur et prenez de grandes respirations. Fixez la lune quelques instants et visualisez-vous à l'intérieur d'elle, comme si elle était votre maison. Ressentez son énergie filtrer à travers vous. Vous êtes dans sa demeure, bien au chaud dans son énergie nourricière. Imaginez qu'un cristal est posé dans votre main gauche. Vous emmagasinez toutes les vibrations à l'intérieur de ce cristal et vous le posez sur votre cœur.

Le pouvoir énergétique de la lune est immense. Chaque position de cet astre lumineux agit sur votre corps physique et psychique. Tout dépendant des jours et des mois, chaque fois que la lune apparaît dans le ciel, elle vous atteint directement. Pouvez-vous ressentir à quel point elle agit sur vous ? Lors de la pleine lune, quelles sont vos émotions ? Comment se déroule une journée de pleine lune dans votre vie ? Vous sentez-vous bien ou fuyez-vous les gens ?

La lune est là pour vous apprendre quelque chose en particulier. Plus elle agit sur vous, plus vous devez l'écouter et prendre ses conseils au sérieux. À la prochaine pleine lune, faites-lui face et visualisez ce que j'ai énoncé plus haut. Vos rêves seront peuplés d'enseignements et la lune pourra vous répondre. Lors d'une pleine lune, vous devez bien nettoyer votre aura et harmoniser vos chakras avant de sortir de votre maison. C'est à ce moment-là que vous êtes le plus réceptif et le plus intuitif.

Prenez garde de vous faire des illusions, et restez bien attentif à ce que vous dicte votre cœur. Soyez attentif à votre corps physique lors d'une journée de pleine lune. Si vous n'êtes pas bien enraciné, vous pourriez vous sentir étourdi, essoufflé ou avoir quelques palpitations. Tout a un lien avec la Terre-Mère, votre corps et la lune.

CHAPITRE 3

Nouvelles vibrations de la Terre

1) Les enfants de la lumière arc-en-ciel

La nouvelle génération d'enfants est de plus en plus habile et apte à devenir d'excellents médiums, clairvoyants, transmetteurs d'énergies, conseillers spirituels et guérisseurs, car ils ont des vibrations très élevées et ils se souviennent bien de leurs existences précédentes, sur Terre et ailleurs. Les enfants de la lumière arc-en-ciel sont nés à partir de 2005 et suivent les enfants cristal qui, eux, sont nés entre 1995 et 2005. Sans être identiques, les enfants arc-en-ciel vibrent à une fréquence plus élevée que les enfants cristal et ils ont une énergie un peu plus calme que les enfants indigo, nés avant 1995.

Les enfants de la lumière arc-en-ciel choisissent des parents élevés spirituellement pour ne pas avoir à faire leur éducation spirituelle. Toutefois, il y a aussi des enfants qui désirent des parents ayant une âme moins élevée, étant donné que leur mission sur Terre est de faire ascensionner les êtres humains. La plupart des enfants de la lumière arc-en-ciel ont des yeux d'une grande profondeur. Ils font « rougir » autant les adultes que les autres enfants, car ils « lisent » comme dans un livre ouvert chaque personne qui croise leur chemin.

Ces enfants ont une tâche très importante à accomplir sur Terre. Ils seront amenés à devenir des enseignants de lumière. Plus que tout, ils apprécient la méditation, les cristaux, les couleurs, l'aromathérapie et tout ce qui touche les fleurs et les plantes médicinales. Ils sont de réelles sources d'inspiration pour leur entourage.

Munis d'un fort caractère parfois irritant et contradictoire, ils savent ce qu'ils veulent et n'acceptent pas qu'on leur refuse quelque chose. Ils devront apprendre la patience et la tolérance vis-à-vis ceux qui ne sont pas aussi élevés spirituellement qu'eux. À mesure qu'ils grandiront, les enfants de la lumière arc-en-ciel pourront devenir de jeunes adultes très talentueux. Ils se tourneront vers les métiers qui touchent la guérison, la médecine, l'art, mais également tout ce qui n'est pas traditionnel, comme ouvrir un bureau de consultation en médecine holistique.

Les enfants de la lumière arc-en-ciel commencent à peupler la Terre de leur présence, et plus ils se retrouvent parmi les êtres humains, plus l'énergie de la Terre-Mère se modifie graduellement. Si vous avez un enfant de la lumière arc-en-ciel dans votre entourage, sachez qu'il vous transmettra une quantité énorme de ses connaissances. Laissez-le toujours parler, ne le brusquez pas et ne le forcez pas. Lorsque le temps sera venu pour vous de savoir et d'apprendre ses enseignements, alors, il viendra vers vous.

2) Modification de votre ADN

Plus vous changerez votre mode de vie et votre alimentation, et plus vous pratiquerez la méditation. Vous constaterez alors que votre corps physique n'est plus le même. Si vous écoutez votre corps, vous serez apte à ressentir ses besoins. Plus votre corps physique s'habituera à une nourriture saine et équilibrée, plus il se désintoxiquera graduellement, pouvant créer chez vous certains malaises. Il est tout à fait normal que, dans la conscience divine, tout ce qui se relie à la lumière puisse devenir une force capable de se modifier pour parvenir à un accord parfait avec Dieu. Chaque cellule de votre corps crée un lien psychique avec ce que vous ingurgitez. Que ce soit de la bonne nourriture, tels les légumes, les fruits, les noix, ou bien de la nourriture qui obstrue votre corps, tels la viande et les produits chimiques inclus dans les aliments comme les agents de conservation, chaque cellule se fusionne et c'est ainsi que votre corps physique réagit.

Vous apprendrez ainsi qu'il est important que vous puissiez bien nourrir votre corps physique si vous désirez vous élever spirituellement. Peut-être certains d'entre vous croient-ils qu'il n'existe pas de lien entre la nourriture et la spiritualité ; toutefois, sachez qu'il existe bel et bien un lien puissant qui relie vos cellules à votre niveau d'élévation spirituelle. Par exemple, il n'est pas recommandé de manger de la viande avant d'accomplir un soin de guérison, ni même de boire du café ou d'absorber du sucre.

Vous apprendrez tout cela au fur et à mesure que vous expérimenterez le pouvoir qui existe entre votre corps et la nourriture. Bien que nous souhaitions ardemment que l'être humain cesse de manger de la viande, vous possédez le libre arbitre et nous ne pouvons qu'espérer que vous le réalisiez par vous-même.

Lorsque votre décision sera enfin prise d'améliorer votre état de santé en vous nourrissant de produits biologiques et sans viande, votre « ADN » se modifiera, entraînant un processus de purification intense qui fera en sorte que votre existence changera du tout au tout. Ce sont les atomes mêmes de votre sang qui se définiront autrement pour s'améliorer et devenir tout simplement ceux qui ont été programmés par Dieu. Bien évidemment, ce processus de transformation entraînera divers bouleversements dans votre corps physique. Des petits malaises, maux de tête, de ventre et d'abdomen, de la fatigue et quelques autres désagréments. Sachez qu'il est normal de ressentir tout cela. Votre corps change et évolue. Dans la lumière de l'Éternel, c'est toute votre vie qui pourra en bénéficier. Au fur et à mesure que votre alimentation s'améliorera, les malaises cesseront et vous vivrez alors un bien-être intense.

3) Processus d'élévation planétaire

À partir de 2009, un champ d'énergie amplifié sera présent tout autour de la planète Terre. Ce champ d'énergie pourra se « connecter » à vous, aux médiums, voyants, thérapeutes et guérisseurs, et cela accentuera vos dons. Quant à tous les autres êtres humains, vous percevrez à partir de cet instant une nouvelle force entrer dans votre corps physique et éthérique, et vous constaterez qu'il est temps de changer plusieurs aspects de votre existence. Plus rien ne devra être pareil. Vous reconsidérerez les valeurs qui ont engendré votre façon de vivre. Vous prendrez conscience que la réalité n'est pas telle que vous l'imaginiez. Vous ne serez plus à l'image de vos préceptes, et plus rien n'aura de « sens » à vos yeux. Alors, vous prendrez la décision d'agir et de bouleverser tout ce qui vous « emprisonnait » dans votre vieux schéma de conscience.

Vous serez alors prêt à entreprendre une nouvelle route parsemée de lumière. Vous suivrez la voie de l'Éternel et vous ne prendrez plus rien pour acquis. La délivrance se fera graduellement, car l'augmentation du taux vibratoire de la Terre se fait également ainsi. Plus vous sentirez ce renouveau entrer en vous, et plus se modifiera la vision de tout ce que vous aviez imaginé auparavant. Il vous faudra oser davantage pour parvenir à ouvrir convenablement votre âme à tous ces changements. Par contre, cela est nécessaire. Vous devez entreprendre un nouveau voyage spirituel.

J'aimerais connaître vos goûts personnels en matière de lecture. Vous me demanderez quel est le lien avec le processus d'élévation planétaire ; eh bien, chers humains, c'est dans les livres que vous lisez que se trouve la clé. Quelle clé ? Celle qui fait en sorte que vous soyez devenu la personne que vous êtes présentement et qui lit ces lignes. Comment décririez-vous vos lectures ? Légères ?

Spirituelles ? Inutiles ? Présentement, à part le livre que vous tenez entre les mains, quel est le bouquin posé sur votre table de chevet ? Est-ce un livre pour votre élévation spirituelle ? Un roman qui vous permet de vous évader ? Des magazines de mode ? Diriez-vous que le choix de vos lectures repose sur votre envie de vous libérer l'âme ou sur un choix important pour votre cheminement spirituel ?

Lisez-vous ce que la plupart des gens lisent, c'est-à-dire la nouveauté du mois chez votre libraire ? Sachez qu'il est très important de bien choisir vos livres. Plus vous vous abreuverez de bonnes paroles, plus votre conscience rejoindra celle du Divin. Laissez-vous guider par votre intuition et demandez-nous conseil. Ne choisissez pas un livre simplement parce qu'il se vend par millions. Si vous n'êtes pas attiré par un choix de lecture en particulier, alors, guidez-vous vers une autre catégorie. Il y a des milliers d'auteurs qui ne demandent qu'à être lus par vous. Fouillez les rayons de votre librairie. Nous vous guiderons vers le meilleur choix de lecture pour vous. Plus les êtres humains liront des ouvrages empreints de bonnes vibrations, plus l'humanité entière en profitera. Ne laissez pas votre ego choisir vos livres, et faites plutôt confiance à votre cœur.

4) Océans en mouvement

Présentement, sur la Terre-Mère, ce sont tous les océans qui commencent à se mouvoir d'une façon différente. Peut-être vous demandez-vous pourquoi ou peut-être croyez-vous que cela a un lien avec le réchauffement de la planète, comme les scientifiques le croient. Par contre, la réponse n'est pas aussi simple.

Chaque mammifère marin possède une vibration unique et puissante qui est directement liée au Divin. Avec Son accord, des créatures telles que les dauphins et les baleines parviennent à maintenir une harmonie dans les océans, et cela n'est pas toujours facile pour elles. L'être humain pollue si facilement les eaux que ces mammifères ont beaucoup de mal à conserver intacte l'énergie qui y circule. Et qui plus est, la Terre-Mère se trouve à un point important où elle exprime son mécontentement envers la race humaine. Les océans, et plus particulièrement l'océan Pacifique, sont touchés, et cela engendre un processus purificateur intense qui fera en sorte que surgiront des eaux des îles que les humains croyaient perdues à jamais.

Une immense fissure crée des secousses sismiques. Les océans se meuvent et leurs fréquents mouvements entraînent des conséquences qui peuvent être désastreuses pour la race humaine. Tout ce que vous devez savoir pour l'instant, c'est que ces modifications planétaires se produisent dans le seul but d'améliorer l'énergie qui entoure la Terre-Mère.

Dans tout ce qui se déroule sous le regard de Dieu, sachez, mes chers amis, que lorsque le temps sera venu pour vous de choisir entre une vie misérable et celle que vous êtes destiné à accomplir, la plupart des humains hésiteront. Qu'en est-il de votre vie actuelle ? Que ressentez-vous lorsque vous regardez les nouvelles télévisées et que vous voyez ce qui se passe ailleurs dans le monde ? Que pensez-vous de ces océans en crise et de la Terre-Mère qui gronde ?

Un jour, vous pourrez comprendre réellement, de la manière la plus simple qui soit, ce qui cause tous ces tourments. Pour l'instant, il y a l'énergie de la Terre qui se régénère, ce qui entraîne des conséquences pour la race humaine, cette même espèce qui détruit chaque parcelle de nature depuis maintenant des milliers d'années. A-t-elle raison de faire en sorte de reprendre son espace et ses pouvoirs ? Nos vibrations angéliques lui viennent en aide pour qu'elle puisse redevenir cette terre où chaque être vivant a sa place, pour que chaque animal et chaque plante grandisse et vive en respirant l'air pur, et pour que chaque être humain prenne conscience de la valeur réelle de la Terre-Mère. Les océans parlent, les mammifères marins aussi. Pouvez-vous les entendre ?

CHAPITRE 4

Guérisons des Maîtres

1) Séance de guérison en Atlantide

La plupart des Atlantes se réunissaient par groupe de neuf pour accomplir des séances de guérison. Ils étaient regroupés autour du patient de façon à ce que le maître guérisseur puisse recevoir toute l'énergie émanant de chaque être. Au-dessus du patient était placé un énorme quartz, la pointe dirigée vers le chakra du cœur. À tour de rôle, chacun posait les mains sur le corps du patient. Toutefois, cela ne se déroulait pas ainsi à toutes les séances de guérison, seulement pour celles qui nécessitaient un plus grand cercle d'énergie.

Chacun procédait de la façon apprise par le grand maître guérisseur. Il faut ajouter qu'en ce temps de l'Atlantide, la plupart des guérisseurs étaient des femmes, car leurs sens étaient plus développés pour canaliser l'énergie universelle. Ces séances de guérison se déroulaient dans une grotte remplie de cristaux, notamment des quartz. Chaque femme possédait son propre quartz rempli de l'énergie de la lune et purifié avec des prières faites lors de rituels d'initiation ou de purification, de rites de passage ou de consécration à une déesse. Les femmes agissaient également comme un pont les reliant au Divin, et chacune d'elles prenait son rôle au sérieux.

S'il advenait qu'une des guérisseuses faiblisse suite à une surcharge d'énergie de guérison, aussitôt, elle devait quitter la grotte et se réfugier pendant sept jours en solitaire dans la forêt afin d'entreprendre une quête de vision et de guérison intensive.

Elle devait alors agir pour elle-même. Les autres femmes priaient pour elle et lui envoyaient des énergies de guérison par la pensée. Les sept jours révolus, la femme revenait à la grotte de guérison et pouvait reprendre son travail de guérisseuse. Elle était ainsi purifiée de tout mal et de toute faiblesse, et son champ d'énergie était revenu à son plein potentiel.

En Atlantide, chaque personne était considérée comme faisant partie intégrante de l'Éternel, et chacun reconnaissait dans son corps les cellules de Dieu comme vibrant à une très haute fréquence d'énergie. C'est pour cela que chacun était conscient de la puissance des mots et des pensées. Il n'existait que très peu de désaccords, car chacun réfléchissait avant de parler. Une fois guéri sous le quartz maître, le patient devait par la suite jeûner une journée entière pour que l'énergie reçue puisse se loger dans chaque partie de son corps et de son âme. L'Atlantide étant maintenant enfouie en totalité sous l'eau, la plupart de ses habitants ont choisi d'ascensionner ou de se réincarner. Il existe donc encore parmi vous des descendants de l'Atlantide. Si vous êtes intéressé par la guérison, par les cristaux, par la nature et par le soin prodigué aux animaux, alors, vous venez probablement de cet endroit. Il est important que vous vous rapprochiez de tout ce qui concerne cette époque, car c'est sûrement en Atlantide que vous avez reçu votre première initiation à la guérison.

2) Guérison au cœur de la vie en Lémurie

Les Lémuriens, habitants de l'île de Lémurie, dans l'océan Indien, formaient un peuple assez complexe et beaucoup plus difficile à cerner que les Atlantes. Et pourtant, ceux qui vivent présentement dans la cinquième dimension représentent une partie de ce peuple décimé. Leur manière de procéder quant à la guérison est quelque peu semblable aux Atlantes. Et pourtant, nombre de Lémuriens étaient adeptes des sortilèges et des potions magiques, ce qui laisse croire que les sorcières de Salem étaient probablement des incarnations de plusieurs Lémuriens. La plupart des guérisseurs étaient des hommes, mais les femmes pouvaient très bien les assister dans les soins qu'ils prodiguaient.

Les séances de guérison se déroulaient à l'extérieur, en pleine nature, sur le bord de l'eau. Ils croyaient aux propriétés thérapeutiques du soleil, du vent et de l'océan. Les Lémuriens étaient de fervents croyants. Avant chaque soin, ils récitaient une prière destinée à accroître l'élévation de leur âme. Ils déposaient une pierre noire sur le patient, à la hauteur du plexus solaire. L'énergie du cristal pouvait extraire toutes les vibrations négatives emmagasinées dans le corps physique et éthérique du receveur. Une séance pouvait parfois durer jusqu'à deux heures, tout dépendant de l'état physique et moral de la personne qui venait voir les guérisseurs pour être soignée. Dans la cinquième dimension, ce peuple prodigue encore des soins de guérison semblables. Ils ont tout de même changé leurs habitudes.

Je peux affirmer qu'ils sont toujours de grands guérisseurs et des maîtres dans l'art de guérir autant l'âme que le corps physique d'une personne. Lors de vos séances de guérison, appelez le Maître Aman, il vous guidera pas à pas. Il vous confiera de nombreux messages remplis de sagesse et vous pourrez constater à quel point l'énergie universelle de vie coulera de manière aisée en vous.

3) La montagne et Mikao Usui

Lorsqu'il a gravi la montagne qui l'a conduit vers un sommet encore jamais espéré dans son âme, Mikao Usui a su démontrer la foi qu'il avait en Dieu. Comment se fait-il qu'après sa mort, beaucoup de gens ont osé s'interroger sur le cheminement spirituel de ce maître guérisseur ? En recevant les symboles sacrés du Tout-Puissant, source universelle de vie et d'amour, Mikao Usui a pu transmettre toute la lumière de Dieu en permettant à tout le monde de ressentir la vraie essence de guérison.

Durant toutes ces journées, seul à méditer sur le sens de la vie et sur son parcours en tant qu'homme, Mikao a ouvert son âme à Celui qui l'a engendré, offrant ainsi une partie de lui qui était encore plus riche en énergie qu'à ses débuts en tant qu'être humain. Bien qu'il ait parfois douté d'une présence supérieure et d'un résultat possible grâce à l'imposition des mains, Mikao Usui a été l'un des premiers guérisseurs à reconnaître la cause primordiale commune à toute maladie. C'est à l'intérieur de chaque être humain que se cache la clé de la guérison. Il a démontré que les émotions et le corps physique étaient liés de manière très forte. Si le chagrin se déverse chaque jour dans le cœur d'une personne, celle-ci finira par souffrir dans tout son corps, ce qui détruira les bonnes énergies. C'est ainsi que Mikao Usui a montré, aux gens qui venaient vers lui, comment écouter la voix de leur cœur, afin de soustraire de leur âme la peur, le doute, la colère et les pensées négatives. En utilisant les symboles sacrés de l'Éternel, Mikao Usui a prodigué de nombreux soins de guérison en soufflant doucement sur le corps du patient toutes les images gravées dans sa mémoire.

En choisissant de vivre dans les principes du Reiki, Mikao Usui a ouvert la voie à de nombreuses personnes qui, par la suite, ont suivi ses pas. Il a formé de nombreux maîtres Reiki à cette puissante énergie de guérison.

4) Le temple des Esséniens

Durant son apprentissage au sein de la communauté essénienne, Maître Jésus a accompli de nombreuses guérisons. Plusieurs croient que l'existence du Christ n'est pas tout à fait récitée de la même manière par ceux qui l'ont côtoyé. Les chrétiens ont omis plusieurs passages de la vie du Maître, oubliant même de parler ouvertement de sa présence et de son apprentissage au sein de la communauté essénienne. Plusieurs années du Christ n'ont pas été mises au premier plan, et ce sont celles-là qui comptent le plus.

Il ne faut pas oublier que les guérisons prodiguées parmi les membres de ce groupe ont été accomplies sous la supervision du Maître Jésus. Même enfant, sa présence parmi les Esséniens était appréciée, puisqu'il progressait dans son cheminement spirituel d'une manière spectaculaire. Toute la lumière de l'Éternel se déversait dans chaque partie de son corps physique et éthérique. Les autres membres de la communauté essénienne ont été aptes à prodiguer des soins énergétiques très puissants grâce aux vibrations élevées du Maître Jésus.

Pour accomplir leurs soins de guérison, Maître Jésus et les membres de la communauté essénienne formaient des cercles à l'intérieur de leur temple sacré. Ils étaient également de puissants orateurs et formateurs. Jésus était un homme d'honneur et vivait sa vie dans la simplicité. Il accordait beaucoup de temps aux membres de sa famille essénienne, mais également à ses disciplines à qui il offrait toujours tout l'amour de Dieu.

Il a su montrer aux gens que l'éveil de la conscience divine est un puissant outil de guérison. Avec tous les enseignements que le Maître Jésus a dispensés au cours de sa vie terrestre, de nombreuses personnes ont pu profiter de ses paroles qui allaient bien au-delà des paraboles et des longs discours sur l'élévation de l'âme. Tous ceux qui ont pu entendre ce que le Christ avait à dire, ont pu graver dans leur cœur et dans leur âme tout l'amour que le Fils de Dieu pouvait offrir.

CHAPITRE 5

Le Christ en chacun de nous

1) Maître Jésus et la guérison

C'est avec humilité, foi, lumière et grandeur que Jésus accomplissait ses guérisons. Il a toujours su reconnaître l'essence de chaque être humain comme étant une étincelle divine. Maître Jésus a soigné et offert tout son cœur à ce qu'il savait être la volonté de Son Père. Même si, au début, Il ne savait pas vraiment comment accomplir des guérisons, c'est en déposant son âme entre les mains de Dieu qu'Il a pu réaliser ce qui devait être des « miracles ». Maître Jésus est le seul qui ait su désinhiber tous ses doutes et toutes ses peurs, le seul qui ait chassé toute vibration négative et tout ressentiment afin d'agir exclusivement selon la voie que Son Père lui avait dessinée. Il a marché là où personne d'autre auparavant ne l'avait fait. Il a su parler avec des mots que personne n'avait prononcés. Il a aimé son prochain comme personne ne l'avait démontré. Il a dit la parole du Tout-Puissant à sa juste valeur comme personne ne l'avait réalisé auparavant. C'est avec douceur qu'il a laissé son souffle dans chaque cellule qu'il a guérie, comme une sorte d'empreinte qui restera à jamais gravée au fil du temps.

Sa mère, Marie, et ses apôtres sont les seuls qui ont su qui Il était réellement, avec ses immenses qualités et ses quelques défauts. Bien que ses milliers de guérisons soient parmi les plus grandes, Maître Jésus ne les a jamais réclamées comme étant les siennes. Il a su reconnaître la force de l'autoguérison dans chaque être humain. Une partie de ses « miracles » provenaient en majorité de l'intérieur de ses patients.

Il sera à jamais le modèle exemplaire du thérapeute honnête, loyal, humble et faisant preuve de compassion. À chacun des thérapeutes, sachez qu'Il vous assiste toujours. Ressentez ses vibrations et ses énergies, son amour et sa lumière. Maître Jésus a façonné vos pas, soyez fier de marcher sur le chemin qu'Il a gravé pour vous.

2) Message de Jésus, le Fils

Ma Lumière descend jusqu'à vous pour vous affirmer toute la splendeur qui fait partie de chaque être humain. Plus vous prendrez conscience de votre existence terrestre comme étant un long cheminement spirituel, plus vous cesserez de douter et de ne pas avoir confiance en vous. La lumière et l'amour de Mon Père sont présents dans chaque cœur et dans chaque âme. Il ne tient qu'à vous de marcher la tête haute en sachant que votre pire ennemi se trouve en vous, cette infime parcelle qui vous décourage à chaque pensée, chaque parole et chaque mouvement. Agissez de façon « grande » et vous obtiendrez toujours plus. Par contre, si, en simple humain, vous fermez vous-même les portes avant de les avoir franchies, ne choisissez pas la voie de la victime, mais plutôt celle du « bourreau », car ce sera vous-même qui serez à blâmer. L'impossible n'existe pas, tout comme le doute, la peur et la colère. L'être humain a lui-même construit ces sentiments négatifs qui briment votre vie.

Ayez au fond de vous de la compassion, de l'amour et de la foi. Tout va selon votre plan si vous croyez en vous, et non si vous effacez vos rêves avant même de les avoir réalisés. Vous êtes fait à l'image de l'Éternel, vous devez prendre la main de la confiance et lui offrir votre foi en elle. Si vous y parvenez, alors, vous pourrez accomplir tout ce que vous désirez.

C'est sur ce chemin que vous atteindrez la voie de la guérison, comme vous l'enseigne l'archange Raphaël. Ouvrez votre cœur à ses paroles et prenez le temps d'y réfléchir.

Cheminez au son des mélodies des anges et vous parviendrez à votre vraie essence. Vous êtes unique. Vous êtes merveilleux. Avancez en ayant foi en vous.

Je suis Amour, Lumière et Grâce.
Je Suis.

3) Marie, reine des anges

La Vierge Marie est une âme bienfaitrice remplie d'un amour pur incroyable. Elle vient en aide aux anges ainsi qu'à tous les maîtres ascensionnés. Elle a tant accompli durant sa vie d'être humain, et maintenant, elle puise à même l'essence divine pour réaliser les cheminements spirituels qu'elle enseigne aux âmes de lumière. Puissante force de guérison, Marie vient en aide à tous ceux qui l'appellent. Elle agit en tant que guérisseuse et messagère du Tout-Puissant. Avec sa douceur et sa bonté, elle est sans contredit la préférée de tous les anges. Ils la considèrent comme un maître de lumière et tous les anges lui demandent conseils et bonnes paroles.

Marie vous offrira son réconfort et ses bienfaits, il suffit de lui demander de vous assister et elle sera présente à vos côtés. Elle apprécie tout particulièrement quand vous l'appelez lors de vos méditations ou lors de vos séances de guérison. Le plus souvent, elle vous réchauffe le cœur et vous insuffle la vérité tout en soustrayant la peur de votre âme. Mère Marie a une énergie puissante et nourricière, et on l'associe bien souvent à une messagère divine porteuse d'une connaissance infinie. Prenez le temps de lui parler, de la prier et de lui offrir votre amour. Elle vous le rendra au centuple, puisqu'elle apprécie plus que tout les êtres humains qui reconnaissent sa présence et son influence dans votre quotidien. Lorsque vous allumez un lampion, lorsque vous prenez une pierre comme du quartz rose ou lorsque vous observez une rose d'un rose tendre et pur, pensez à Mère Marie, la reine des anges. Elle vous entoure de sa lumière et de son amour.

Je suis présente pour votre éveil spirituel. Pour que la conscience divine entre en vous en laissant une empreinte d'amour et de compassion. Mes chers enfants de Dieu, ma lumière est un baume sur vos jours, et plus vous apprendrez à voir plus loin encore que vos simples jours d'humains, plus vous pourrez prendre conscience que vous êtes également un être divin. Je suis présente pour que votre chemin devienne lumineux et que vos pas soient faits dans la volonté du Tout-Puissant.

Si vous pouvez assimiler tout ce que Marie vous offre comme message, vous serez un être humain dans la totalité de votre Soi supérieur, lequel attend que vous le découvriez.

4) La prière

Prier n'implique aucune religion. Prier est naturel et permet de libérer l'âme des tourments, des peurs, des désirs et des pleurs. Ne craignez pas cette rencontre ultime avec Dieu et votre âme. Si vous priez assidûment de façon quotidienne, alors, vous pourrez réaliser à quel point tout l'Au-delà est avec vous. Vous n'êtes pas seul, comprenez-le enfin, chers humains.

Prier nécessite concentration et persévérance. Ouvrez votre cœur à la grâce divine et confiez-vous à l'Éternel qui ne demande qu'à vous venir en aide. Saluez la grandeur qui fait partie de vous. Il est bien évident que vous pouvez faire la prière de votre choix, mais vous pouvez également écrire une prière qui vient directement de votre cœur. La puissance de l'amour du Tout-Puissant se manifeste dans toutes les parcelles de votre âme. Ouvrez les yeux à ce geste simple, puissant et régénérateur pour votre esprit, votre âme, votre cœur et votre corps.

Voici une prière qui vous aidera à comprendre l'abondance d'amour qui fait partie de votre vie.

« *Je vous remercie, Éternel, de votre amour qui se déverse sur moi et qui imprègne mon âme et mon cœur de grâce. Que Votre volonté continue d'être sur ma route pour que se manifeste cette abondance d'amour dans tous les aspects de ma vie. Je reconnais Votre voix et Votre visage dans chaque événement, chaque jour et chaque nuit. Et que se transforme la pauvreté en richesse, la peur en éveil, le chagrin en sourire, la haine en amour. Je vous remercie, Éternel. Que toute cette abondance soit accomplie de la manière la plus parfaite, selon Votre volonté et selon Votre plan. Je vous aime. Amen.* »

CHAPITRE 6

Les méditations

1) La cathédrale de diamant

Vous allez maintenant entrer au cœur de la conscience universelle des archanges et de l'amour divin que nos énergies engendrent. Respirez doucement l'essence de votre Soi supérieur en calmant chaque partie de votre corps physique. Cette méditation a pour but de faire émaner de votre corps éthérique la puissance de l'amour pour guérir la planète tout entière.

Visualisez une immense cathédrale faite du diamant le plus pur. À son sommet, une ouverture laisse filtrer la lumière de Dieu. Chaque être qui entre dans ce lieu mystique reçoit les bienfaits de guérison de l'Éternel. Pénétrez dans la cathédrale de diamant et humez l'essence même de l'amour qui est imprégné dans chaque partie de cet endroit béni.

Au centre se trouve un cœur sculpté dans du quartz d'un rose tendre et profond, mesurant huit mètres de hauteur. Plus vous marchez vers ce cristal, plus vous ressentez la chaleur qu'il dégage. L'archange Gabriel rayonne d'une lumière jaune étincelante, et en vous accueillant, il vous demande de prendre un instant pour rejeter tous les problèmes, tous les doutes et toutes les peurs qui vous empêchent de faire l'expérience d'une guérison planétaire qui est tout autant pour votre âme que pour votre cœur.

Cette méditation vise également à ce que vous puissiez lâcher prise. Tout l'amour de Dieu pourra ainsi pénétrer en votre âme. Maintenant, prenez la main de l'archange Gabriel et laissez-vous guider vers le centre de la cathédrale, à l'intérieur du cœur fait de quartz rose. Des fleurs par milliers décorent le cristal d'un rose tendre. Un autre archange vous rejoint, il s'agit de Michaël qui vous enveloppe de son rayon bleu indigo. Respirez doucement. L'archange Michaël vous demande de vous asseoir sur une chaise faite de quartz rose et de diamant. Votre cœur doit s'ouvrir à l'énergie de cet archange ainsi qu'à la lumière du Tout-Puissant. Une fois bien installé, répétez cette phrase : « Je reçois la force universelle de guérison à travers mon chakra couronne et je la transmets à la Terre-Mère pour qu'elle puisse se répandre de par le monde, dans le cœur et l'âme de chaque être humain, chaque animal, chaque plante, chaque arbre, dans tout ce qui vit et qui a été créé par Dieu, Père et Mère. Je partage l'amour pur divin qui coule à travers moi. »

Respirez toute la vie et l'amour que vous canalisez à cet instant précis. La guérison fait partie de vous. Maintenant, j'entre dans la cathédrale, moi, l'archange Raphaël, maître du rayon émeraude de guérison, et je vous offre mon énergie en prenant vos mains. J'y dépose un morceau de quartz rose et je vous invite à me suivre. Nous sortons de la cathédrale de diamant et je vous mène à un petit ruisseau tout près d'un arbre millénaire.

Assoyez-vous sur l'herbe verdoyante et fixez l'eau qui coule à vos côtés. La force divine vous entoure complètement, comme si vous étiez le gardien de la cathédrale de diamant.

Maintenant, rejetez tout le fardeau qui pèse sur vos épaules et abreuvez-vous d'amour et de compassion. Posez vos mains sur votre plexus solaire et répétez avec moi : « Moi, enfant de Dieu, je me libère des peurs et des doutes, et j'ouvre ma conscience à celle de l'Éternel pour que l'amour qui émane de mon être de lumière puisse rejoindre tout être vivant sur la Terre-Mère. De ce fait, je reçois également cet amour qui est le souffle de l'Éternel. »

Vous pourrez revenir à ce moment de calme aussi souvent que vous le désirez. Maintenant, levez-vous et marchez vers la lumière devant vous. Une fois entouré de cette lumière brillante, vous reprendrez conscience de votre place au sein de l'Univers et dans votre corps physique. Je, archange Raphaël, vous offre la guérison du cœur.

2) Le portail de la flamme violette

Une lumière étincelante brille devant vos yeux. Prenez une grande inspiration et détendez-vous complètement. Vous allez faire l'expérience de traverser le portail de la flamme violette, et vous pourrez ainsi connaître le pouvoir de ce rayon et du maître ascensionné saint Germain. Il vous attend de l'autre côté du portail avec un message important à vous transmettre.

Respirez doucement en prenant le temps de vous centrer au cœur de la conscience divine. Maintenant, dirigez-vous vers le portail qui est bordé d'or et d'où irradie la flamme violette d'une manière puissante et réconfortante. Arrêtez-vous en plein milieu du portail et prenez une grande respiration. Fermez les yeux. Vous entendez une voix au loin qui vous appelle. Essayez de reconnaître les mots que vous entendez. Franchissez le portail en prenant soin d'assimiler l'énergie de la flamme violette afin de la loger dans vos centres d'énergies également appelés « chakras ». Enracinez bien la flamme violette en récitant ces mots : « Je suis un être divin, je connais chaque recoin de mon âme, je suis un être lumineux, je suis honnête et rempli de compassion, je respire la flamme violette, elle me guide. Je suis un être divin, conscient de la vérité qui transcende mon Univers. Je suis un être de feu et de Vie. »

De l'autre côté du portail se trouve saint Germain qui vous attend. Derrière lui se trouve un immense escalier qui rejoint le ciel.

Continuez à respirer doucement. Il vous invite à monter les marches une à une en prenant soin de réfléchir à ce que vous désirez purifier dans votre vie, ce dont vous voulez vous affranchir, que ce soit d'ordre matériel ou psychique. Durant cette ascension, vous remarquez que de nombreux cristaux de quartz remplissent presque tout l'espace de l'escalier, comme si vous étiez une partie intégrante d'une énergie puissante et régénératrice. Vous comprenez le sens sacré qu'implique cette ascension.

Une fois en haut des marches, une améthyste d'environ neuf mètres de hauteur vous accueille. Saint Germain vous demande de placer vos mains sur la pierre et de vous relaxer complètement. Un de vos guides spirituels vous rejoint et, par télépathie, vous offre un message de guérison qui vous aidera pour votre cheminement spirituel. Au fur et à mesure que vous recevez son message, saint Germain vous transmet sa sagesse à travers votre âme.

Maintenant, vous apercevez un champ rempli de fleurs de toutes les couleurs, et vous vous sentez attiré par une fleur en particulier. De quelle couleur est-elle ? Sa couleur représente un de vos chakras que vous devez guérir. Prenez soin de loger la couleur de la fleur dans son chakra correspondant. Continuez de respirer doucement.

Saint-Germain vous demande de vous asseoir et de poser les mains sur vos genoux. Il vous entoure de la flamme violette et procède à un rituel de purification. Il tourne autour de vous en récitant une prière. Lorsque ce processus sera terminé, votre aura sera parfaitement nettoyée et vos chakras harmonisés. Lorsque vous ouvrirez les yeux, conscient que la méditation est terminée, vous ressentirez un bien-être autant physique que psychique.

Dans sa main gauche, une améthyste est déposée, et dans sa main droite, une lumière étincelante se fraile un chemin sur tout votre corps. À partir de maintenant, vous êtes libéré et conscient d'être un enfant de Dieu. Le passé n'est qu'une ombre sur votre route de lumière. Saint Germain vous salue et vous demande de prendre l'escalier de nouveau, puis de le descendre tranquillement en sachant très bien que ce processus se veut purificateur et non un retour en arrière.

3) La source d'eau purificatrice

Vous allez maintenant vivre l'expérience d'une source d'eau purificatrice au cœur de la forêt des anges, tout près de la lumière divine. Respirez doucement et centrez vos énergies en prenant soin de vous enraciner convenablement. Visualisez une forêt paisible et un chemin bordé de marguerites qui vous conduit vers un ruisseau. Vous entendez couler l'eau et plus vous marchez vers la source, plus vous ressentez en vous l'énergie divine. Un bien-être réconfortant entoure votre corps physique et éthérique. Respirez toute la sagesse de la Terre-Mère.

Vous voilà maintenant arrivé au ruisseau et en levant la tête, vous regardez à votre gauche, où vous apercevez une chute d'eau de couleur indigo qui fait plus de sept mètres de hauteur. Elle s'unit à l'eau en projetant des éclats de lumière. À cet instant, votre état de calme est immense. Cette source est là pour votre purification, alors, plongez vos pieds dans l'eau. Le maître de la forêt des anges, un guide spirituel très élevé, vous rejoint. Il vous apporte un message d'amour destiné à engendrer en vous la force de guérison nécessaire à votre élévation spirituelle. Prenez quelques instants pour assimiler chaque mot qu'il vous offre. Recueillez-vous et restez immobile. Après un moment, il vous demande de le suivre à travers le ruisseau jusqu'à la chute. L'eau est d'une telle pureté que vous pouvez voir les milliers de roches et les dizaines de poissons qui ont établi leur demeure dans cet endroit magnifique.

La chute d'eau est maintenant devant vous. Levez les yeux vers elle et prenez une grande respiration. Les énergies positives vous entourent. Demandez à Dieu de vous guider vers votre mission de vie en purifiant chaque parcelle de votre corps éthérique. Faites désormais la promesse que vous serez un être humain divin, en ayant la foi nécessaire pour croire en vous et à ce qui fait partie de vous.

Vous remarquez que vous pouvez atteindre le rocher sous la chute. Le guide spirituel de la forêt des anges vous invite à vous y rendre. Une fois sur le rocher, assoyez-vous confortablement. Vous voilà maintenant sous la chute d'eau, et votre état de calme est toujours aussi profond.

Demandez à votre ange gardien de vous rejoindre dans la forêt des anges. Une fois à vos côtés, il vous apporte une fluorite verte destinée à votre chakra du cœur. Prenez la pierre dans vos mains. Un léger vent chaud vous caresse le visage. Des milliers de petites gouttes d'eau tombent sur vous. La chute fait un bruit apaisant et plus vous emmagasinez son énergie, plus elle vous purifie. Votre ange gardien vous dicte un message d'espoir et d'amour destiné à faire en sorte qu'à votre retour dans votre corps physique, vous serez conscient de l'importance des pensées positives dans votre vie.

Remerciez-le ainsi que le maître de la forêt des anges, et prenez quelques instants pour revenir à votre état conscient. Vous pouvez aller dans cet endroit aussi souvent que vous le désirez. La source d'eau purificatrice est présente pour tous les êtres humains. Elle nettoie en profondeur chaque aspect de votre corps éthérique.

4) Les fleurs de lotus

À noter que cette méditation doit être faite pieds nus. Utilisez sept cristaux de la couleur des chakras, un bol d'eau et un bol de sel que vous poserez devant vous. Allumez trois bougies, une blanche, une rose et une verte.

Respirez de manière profonde et constante, en prenant soin d'expirer tout sentiment de négativité de votre corps et de votre esprit. Il faut parvenir à un état de calme et de détente dans la grandeur de la véritable relaxation. Visualisez vos pieds enracinés dans la terre et sentez votre énergie devenir de plus en plus élevée. Une lumière rouge entre par votre chakra racine et monte à travers vous en tourbillonnant de façon douce dans le sens des aiguilles d'une montre. Ressentez la chaleur qu'elle dégage. Plus la lumière franchit chaque espace de votre corps physique, plus vous êtes dans un état de calme. Vous respirez en prenant conscience de votre place au sein de l'Univers.

Visualisez une immense fleur de lotus qui flotte au-dessus de votre tête en dégageant une vibration intense qui vous entoure complètement. Visualisez tout d'abord l'archange Métatron et son rayon violet, puis l'archange Michaël et son rayon bleu indigo. Par la suite, fermez les yeux. Prenez quelques instants avant de faire vos respirations. Centrez votre attention sur votre troisième œil, puis ressentez les énergies des archanges qui coulent en vous. Prononcez le mantra « Om » trois fois, puis prenez de grandes respirations. Votre état de calme est de plus en plus profond. Continuez à répéter le mantra « Om » à quelques reprises en posant les mains sur votre plexus solaire.

Demandez à l'archange Michaël de vous guider sur votre chemin spirituel. Il vous incite à suivre les voies de votre cœur pour que vous parveniez à comprendre votre mission de vie. Répétez sept fois de suite : « Je suis guérison. » Remerciez l'archange Michaël.

Visualisez le rayon violet de Métatron pénétrer en vous par votre chakra couronne, laissez-le couler doucement jusqu'à votre troisième œil. Demandez à Métatron d'ouvrir votre conscience à la pureté du Divin en nettoyant votre chakra frontal. Demandez-lui de vous faire voir l'intérieur de votre âme pour que vous puissiez détecter la moindre énergie négative qui vous empêche d'être en santé, en pleine forme et regorgeant de bonnes vibrations. La fleur de lotus flotte toujours au-dessus de votre tête, créant un pont entre les énergies des archanges et vos énergies. L'éveil de votre conscience se fait graduellement.

Vous revenez doucement à la réalité physique en prenant soin d'apporter avec vous tout l'amour que les archanges vous ont offert.

5) Quatre éléments

Vous pouvez réaliser cette méditation dans la nature.

Prenez une plume, un bol d'eau, une pierre et une bougie. Placez ces éléments devant vous, puis fermez les yeux.

Respirez profondément tout en visualisant une lumière jaune entrer par votre chakra couronne et couler doucement à travers votre corps. Ensuite, visualisez votre troisième œil et percevez une flamme divine qui brûle en irradiant sa lumière. Plus la flamme grandit, plus vous sombrez doucement dans la totalité de votre être en prenant conscience de votre respiration. Voyez la flamme continuer à grandir et ressentez la chaleur se dégager de votre chakra frontal. Votre intuition augmente grâce à cette méditation. Prenez le temps d'observer la flamme divine. Respirez-la.

Après quelques instants, éteignez cette flamme et visualisez un oiseau qui vole à haute altitude. Volez avec lui, sentez l'air pur frôler votre visage et tout votre corps. Allez là où vous le désirez. Grâce à cet oiseau, vous ressentez ce qu'est la vraie liberté. Maintenant, faites cette affirmation : « Je suis libre de mes choix. Personne d'autre que moi n'a la responsabilité de mon existence. » Laissez partir l'oiseau et visualisez un dauphin qui nage paisiblement. Nagez avec lui, percevez son chant et écoutez sa sagesse. Ressentez l'amour qui émane de son être. Plongez sous l'eau avec lui et laissez-le vous montrer sa façon de vivre. Il vous entraîne dans sa demeure, dans cet océan magnifique où se trouvent des milliers de cristaux de quartz et de jade. Une pyramide immense éclaire les profondeurs de l'eau.

Pénétrez à l'intérieur de cet espace sacré en compagnie de votre guide le dauphin. Par télépathie, il vous fait part d'un message important pour la guérison de votre cœur. Remontez tranquillement à la surface et sortez de l'eau.

Imaginez-vous marcher sur la Terre-Mère, pieds nus, sentant les battements de son cœur. Créez un lien avec elle. Parlez-lui. Il faut maintenant que votre vie suive le rythme de la Terre. Lorsque vous vous sentirez près, émergez de votre troisième œil et faites quelques respirations. Terminez la méditation par une lumière rose qui vous entoure d'amour. Ouvrez les yeux. Écrivez ce que cette méditation vous a apporté.

6) Conscience divine

Dans votre espace sacré, établissez un cercle de cristaux avec neuf pierres. Parmi celles-ci, vous devez avoir la serpentine, la calcite verte, l'émeraude et la fluorite verte ; pour le reste, placez des morceaux de quartz. Assoyez-vous au milieu du cercle et remerciez les quatre directions. Placez devant vous une image de Jésus ou d'un archange et fermez les yeux. Faites descendre une lumière dorée sur vous. La lumière doit entrer par votre chakra couronne et descendre tout le long de votre corps. Inspirez. Expirez. Relaxez chaque partie de votre corps. Visualisez ou imaginez une lumière qui ressemble au soleil et marchez vers elle en prenant soin de faire vos respirations de façon régulière. Relâchez toutes les tensions. Plus vous marchez vers le soleil, plus l'énergie de la serpentine coule à travers vous et se loge dans votre cœur. Elle vous guide vers l'illumination.

Après quelques instants, voyez maintenant plus loin que le soleil. Franchissez-le en comptant de cinq à un. Au compte de un, marchez à travers le soleil et ressentez la chaleur monter en vous comme étant un bien-être immense. Toutes les cellules de votre corps vibrent maintenant à la vibration de l'énergie de la serpentine, une vibration puissante qui vous enracine profondément dans la Terre-Mère. De l'autre côté du soleil, laissez votre âme visualiser le reste. Soyez attentif aux signes qui vous seront révélés, notamment le nom d'un de vos guides qui vous aidera par la suite, pendant trois jours, en vous offrant ces messages.

Une fois ce nom révélé, imaginez la main de Dieu qui se pose sur votre cœur. Remerciez-Le, offrez-Lui votre amour. Que l'abondance d'amour coule sur vous d'une lumière violette. Ressentez cette lumière franchir tous les centres d'énergies de votre corps et tout le calme voyager à travers vous. Ouvrez les yeux et écrivez votre expérience. Recommencez cette méditation trois jours de suite et le quatrième jour, variez-la en incluant l'énergie des autres pierres telles l'émeraude, la calcite verte et la fluorite verte, en alternant trois autres jours de suite. L'énergie de votre guide spirituel sera plus intense durant trois jours et trois nuits. De cette manière, vous pourrez travailler avec lui pour parfaire votre intuition.

Cette méditation est basée sur la compréhension de l'unité divine en chacun de vous. Elle vous amène à prendre conscience de votre mission de vie et à apprécier les messages de vos guides comme de précieux outils de développement spirituel.

CHAPITRE 7

La santé du thérapeute

1) La purification

Avant chaque méditation

Il convient, au thérapeute ou à quiconque désire méditer, de se purifier avant cet instant de grâce et de calme. Il faut savoir se « connecter » aux énergies subtiles qui vous entourent pour sentir toute la force qui émane de la puissance de l'Éternel. Que ce soit pour entrevoir le Christ en chacun de vous ou pour entreprendre une quête spirituelle, ou encore avant toute guérison, la méditation sera votre plus précieux cadeau. Agissez avec honneur et respect.

Prenez une pierre, de préférence une améthyste, un ambre, une cornaline, une calcite, une célestite ou, tout simplement, du quartz, puis plongez-la dans un bol d'eau (le bol ne doit pas être en plastique). Utilisez le bol durant votre méditation du soir et placez vos mains au-dessus. Méditez sur la pierre et transmettez-lui votre énergie. Ensuite, exposez le bol aux rayons de la lune. Rendu le matin, soumettez-le aux rayons du soleil, et ce, durant toute la journée. Le soir venu, reprenez la pierre et versez l'élixir dans un contenant — vous pouvez ajouter trois gouttes d'huile essentielle de lavande. Prenez cet élixir et versez-en dans l'eau de votre bain avant votre méditation, et spécialement avant celle intitulée « le portail de la flamme violette ».

Si vous ne disposez pas du temps nécessaire pour prendre un bain avant votre méditation, il est tout de même bien de vous purifier en vous lavant les pieds. Ainsi, votre enracinement se fera de manière adéquate, ayant enlevé toute trace des problèmes et de la négativité qui ont collé à votre peau tout au long de la journée. Sachez qu'entreprendre une méditation après avoir plongé vos pieds dans l'eau chaude éveillera en vous le désir de connaître une autre partie de votre âme. Les pieds sont reliés au chakra de la terre, et donc à votre enracinement. Par vos pieds, vous parcourez le monde ; apprenez donc à en prendre soin et à bien les traiter.

Vous pouvez régulièrement masser les zones réflexes de vos pieds qui se relient à d'autres parties de votre corps. Durant quelques jours d'affilée, faites un test particulier. Prenez cinq minutes pour consacrer vos pieds et les purifier ; ensuite, massez-les et faites monter une lumière verte qui pourra vous guider tout au long de cette détente bien méritée pour ces membres de votre corps auxquels vous ne portez guère d'attention. Sachez qu'il faut, tout au long de votre cheminement, savoir reconnaître les limites que votre corps vous impose. Alors, pensez à vos pieds, ils méritent votre attention.

Avant chaque guérison

Tous ceux qui offrent des soins de guérison doivent se purifier avant chaque séance afin d'extraire toutes les vibrations qui ne sont pas conformes aux énergies de guérison.

Une fois que vous aurez compris l'importance de cette purification, vous pourrez entreprendre en toute quiétude l'instant de guérison. Vous pourrez ainsi accorder au patient toute l'attention requise. Voici les étapes de la purification.

En tant que thérapeute, purifiez-vous d'abord, soit en prenant un bain ou en vous nettoyant les mains et les pieds. Par la suite, faites-vous une fumigation et prenez un morceau de quartz pendant quelques minutes. Il est recommandé de se purifier les mains en ajoutant à l'eau de l'huile essentielle de lavande ou toute autre huile qui permet à l'âme de s'élever. Après cette purification des mains, faites le même processus avec les pieds. Massez-les doucement, de sorte que l'énergie puisse circuler plus librement.

Grâce à cette purification, vous vous accordez ainsi le temps de réfléchir au bon déroulement d'une session de guérison. Purifiez-vous ensuite avec de l'encens, par exemple avec de la sauge, et durant ce temps, visualisez une lumière blanche et claire descendre à travers vous à partir de votre chakra couronne. Prenez un morceau de quartz et visualisez ou imaginez ma lumière émeraude entourer douillettement le patient. Prenez de grandes respirations et accomplissez le symbole d'enracinement que l'archange Jophiel a offert humblement à Karine (Voir symbole page 88), le Nu Cha Too, lequel se doit d'être partagé. Vous êtes alors prêt à débuter, en n'oubliant pas de remercier le Tout-Puissant pour Sa Lumière et Son amour. Vous devez également faire une bulle d'énergie (voir chapitre 10) tout autour de vous avant de commencer un traitement de guérison.

Voici une petite prière à réciter avant une guérison :

« *Par-delà les heures et le temps que je prends à parfaire mes vibrations, sachez, Tout-Puissant, que Votre lumière est mon guide et mon savoir. Je vous remercie de me permettre de venir en aide aux autres. Merci de purifier mon corps et mon âme afin que je puisse offrir de manière parfaite Votre énergie de guérison. Amen.* »

Purifier son espace pour mieux vivre

Il faut savoir que votre maison est l'un des endroits où vous passez le plus clair de votre temps ; alors, il faut prendre soin des énergies qui y circulent. Pour ce faire, lors de la construction ou de l'achat d'une maison, il est important de la consacrer et de la programmer selon vos vibrations et avec la Lumière Divine, afin d'y faire pénétrer tout le positif. En réalisant un petit rituel de bienvenue, apportez avec vous un bol d'eau, de l'encens, du sel, une chandelle de couleur violette et deux pierres comme la cornaline et un morceau de quartz le plus clair possible. Assoyez-vous par terre et fermez les yeux. Après quelques instants de calme, respirez doucement et faites entrer Dieu dans votre nouvelle demeure. Ensuite, faites connaissance avec la maison. Présentez-vous à elle et laissez-la imbiber votre corps de ses vibrations. Si la maison est ancienne, faites attention de ne pas trop laisser s'infiltrer à travers vous les esprits qui ont pris possession de l'endroit.

Placez une main sur votre tête et l'autre sur votre plexus solaire ; ainsi, vous serez protégé. Si la maison est une construction neuve, ne croyez pas que vous êtes à l'abri des entités. Il faut tout de même reconnaître que ces esprits n'ont aucune intention de possessivité. Demandez à votre guide de vous assister. Après quelques instants, ouvrez les yeux et remerciez. Vous venez alors de franchir la première étape de purification. Voici les autres que vous devez régulièrement accomplir pour que votre demeure soit toujours habitée par des énergies positives et des vibrations élevées.

En ce qui concerne la purification de votre demeure, sachez qu'il est important de reconnaître l'essence même qui réside dans votre maison. Aux premiers abords, que ressentez-vous comme énergie ? Tout ce qui fait partie de l'endroit où vous vivez est en fait tout ce qui s'y est imprégné au cours des années. Apprenez à percevoir les vibrations et vous pourrez ainsi purifier de la meilleure manière qui soit l'endroit où vous habitez. Placez un peu de sel à l'entrée de votre porte principale et répandez de la cornaline dans toutes les pièces de votre maison ; ensuite, ouvrez grand toutes les fenêtres. Placez un bol d'eau, une chandelle et faites brûler de l'encens, comme de la sauge. Fermez les yeux en demeurant immobile au milieu de votre maison.

Faites un *Notre Père* et prenez ensuite de grandes respirations. Éloignez les énergies négatives et visualisez une lumière blanche qui pénètre par la porte et les fenêtres. Laissez-nous vous imprégner d'un sentiment de tranquillité et de paix.

Tournez les paumes de vos mains vers le ciel et invitez Dieu à entrer dans votre maison afin de la bénir. Remerciez-Le, ouvrez ensuite les yeux, souriez et faites le tour de votre maison en refermant les fenêtres et en disant aux esprits sur place de rejoindre la Lumière. Une partie de la purification a ainsi été faite avec succès. Le lendemain, soyez à l'écoute de votre demeure. Si vous êtes apte à contrôler vos émotions, vous aurez alors parfaitement accompli la purification de votre maison. Par contre, si des énergies néfastes y résident encore, une partie du travail débute. Vous devrez alors purifier à tous les jours jusqu'à ce que ces mauvaises vibrations aient définitivement quitté votre maison. Ne vous découragez pas. Invitez l'archange Michaël et moi-même, nous vous aiderons à nettoyer adéquatement toute votre demeure.

2) La protection physique et psychique

Les énergies négatives s'amusent le plus souvent à vos dépens. Plus vous êtes en colère, plus vous démontrez de la haine ou de la jalousie, plus ces énergies se collent à vous. Il convient d'entretenir de bonnes pensées empreintes de positivisme et de grandeur. Après une purification, il est important d'établir une protection en vous et tout autour de vous. Commencez par votre protection psychique en vous centrant durant quelques minutes. Placez vos mains sur votre plexus solaire et fermez les yeux.

Appelez la lumière bleu indigo de l'archange Michaël et faites-la descendre à partir de votre chakra couronne jusqu'à votre chakra racine, puis jusqu'à votre chakra de la Terre. Enracinez sa lumière profondément dans la Terre. Demandez-lui d'insuffler en vous une énergie protectrice qui englobera tout votre être. Prenez trois grandes inspirations, puis expirez doucement en prenant conscience de votre bien-être et de votre état de sécurité. Vous êtes protégé par l'un des plus grands archanges. Ensuite, remerciez-le. Toujours en gardant vos mains sur votre plexus solaire et en ayant les yeux fermés, dites tout haut ou en silence : « Grâce à l'archange Michaël, je suis protégé contre toutes les mauvaises énergies. Il n'y a que l'amour qui pénètre en moi et en mon âme. Grâce au Tout-Puissant, j'ai la force et la lumière pour avancer sur ma route, en sécurité et protégé. »

Lorsque vous ouvrirez les yeux, prenez un morceau d'œil de tigre or et de tourmaline noire, puis placez-les sur vous. L'énergie des cristaux vous protégera, ainsi que votre corps physique. Prenez soin d'avoir purifié vos cristaux avant de les utiliser. Leur champ d'énergie entrera en combinaison avec le vôtre et vous serez ainsi en harmonie pour être libre et ne pas craindre une attaque psychique. Si vous ne disposez pas de ces pierres, l'ambre et le quartz fumé réunis peuvent tout aussi bien faire l'affaire. Ils vous protégeront, en plus d'assurer une certaine stabilité à votre aura.

3) L'harmonisation de l'aura et des chakras

Le champ d'énergie qui vous entoure peut atteindre jusqu'à un mètre cinquante de diamètre. Il est en contact fréquent avec les vibrations des autres, autant positives que négatives. C'est pour cela qu'il est important et même nécessaire de le nettoyer régulièrement afin qu'il n'y ait pas de résidus qui s'y collent. Cela peut entraîner des désordres émotifs et psychologiques, et toucher directement votre physique. Il faut que vous preniez conscience que votre aura accumule vos pensées, vos paroles, les énergies que vous rencontrez ainsi que votre cheminement, et ce, depuis votre naissance. Veillez à prendre le temps nécessaire à son nettoyage quotidien.

Tout d'abord, il faut savoir que le nettoyage de l'aura se fait de la manière suivante : concentrez votre attention sur votre chakra coronal, puis sur toutes les vibrations qui font partie de vous. Respirez profondément et lentement. Faites appel à mon énergie et à celle de l'archange Michaël. Avant de procéder à la libération des mauvaises énergies emmagasinées dans votre aura, il est important de « couper » les liens qui vous relient aux autres et qui drainent votre énergie. Faites appel à l'archange Michaël et demandez-lui de venir en aide à votre processus de libération des liens afin de soustraire tout ce qui n'est pas conforme à votre aura. Visualisez-le en train d'effacer toute trace des cordons qui vous relient encore aux autres et qui ne sont que des pièges pour vous sentir responsable du bien-être d'autrui.

Il est important de comprendre que la coupure des liens n'est en rien un geste égoïste. Vous devez réfléchir à la manière dont vous agissez avec les gens de votre entourage. Ils doivent également comprendre que vous n'êtes pas venu sur Terre pour entendre sans cesse leurs lamentations, ou pour n'être qu'une écoute à leurs doutes, leur colère, leur impuissance et leur envie. Vous êtes une personne à part entière, libre et qui n'a nul besoin d'accumuler de mauvaises vibrations. Apprenez à prendre soin de votre champ d'énergie, et vous remarquerez à quel point votre vie s'améliorera.

Chaque personne a son propre cheminement spirituel à réaliser. Chacun doit prendre conscience que les autres ne sont pas responsables de son malheur, de son bonheur, de sa joie comme de sa peine. En choisissant de vivre dans l'unicité de Dieu et dans la grâce qu'Il offre à tous les êtres humains, vous comprendrez à quel point « vivre » se résume en un seul mot : « aimer ». Quand les discours de vos proches et amis sont remplis de leur mépris envers les autres et la société, croyez-vous qu'ils vous aiment ? Pensez-vous sincèrement que le fait de se plaindre à autrui, de s'armer de colère et d'impatience, sont des gestes d'amour et de partage ? Il est temps que l'être humain réalise à quel point il dégage du négatif à chaque pensée et chaque parole qui n'est pas conforme à la conscience Divine.

Une fois les liens « coupés », vous pourrez ressentir un renouveau et un bien-être s'installer en vous. Après ce processus, fermez les yeux et visualisez l'archange

Michaël et moi-même passer nos lumières bleue et émeraude tout autour de vous.

Répétez ce processus trois fois. Ensuite, prenez une pierre, la sélénite et le quartz fumé sont adéquats, puis passez-la sur votre corps de la tête aux pieds. Prenez de grandes respirations. Soyez calme et détendu. Ayez une pensée d'amour pour vous. Lorsque vous sentirez une chaleur vous inonder, alors, le nettoyage de l'aura sera accompli.

En ce qui concerne vos centres d'énergies, sachez qu'ils doivent également être harmonisés et équilibrés de la bonne manière. En invitant le Tout-Puissant dans ce processus d'harmonisation, commencez tout d'abord par le premier chakra (racine). Il est important de visualiser une lumière rouge pénétrer en vous et se loger à la base de votre colonne vertébrale. Prenez une grande inspiration et logez l'air derrière votre palet, puis expirez doucement et lentement par la bouche en prenant conscience de l'harmonisation qui débute en vous. Visualisez le rayon rouge tourbillonner dans le sens horaire en irradiant de la chaleur et du réconfort. Dites maintenant : « À présent, j'assume toutes mes responsabilités et tous les choix que je fais dans ma vie. Personne d'autre que moi n'a le pouvoir de changer les choses pour le mieux. Je suis l'unique créateur de mon existence. » Maintenant, poursuivez avec le deuxième chakra (sacral). Utilisez le même processus que le chakra racine ; toutefois, au lieu de visualiser une lumière rouge, imaginez une lumière orange. Elle doit se loger sous votre nombril. Dites à présent : « La conscience divine m'habite et fait partie de moi, un être humain à part entière. J'ai des rêves et des désirs extraordinaires qui se concrétisent sous forme de lumière avec l'accord de Dieu. Si je dois prendre une nouvelle route, je reçois les instructions nécessaires à sa manifestation. Je suis Créateur de ma vie. J'en prends conscience de jour en jour. J'offre du positif à mon âme et à mes pensées. Je suis amour. Je suis Lumière. Je suis grandeur sous le ciel divin. » Enchaînez avec votre chakra du plexus solaire, toujours en prenant de bonnes respirations. La lumière jaune doit maintenant pénétrer en vous et se loger au-dessus de votre nombril. Ressentez la chaleur.

Lorsque débute votre visualisation du tourbillon, prononcez ces paroles : « Je nettoie en profondeur tout mon corps et mon centre d'énergie de tout négatif et de toute mauvaise vibration que les autres ont projetés vers moi. À présent, je ne suis plus un abreuvoir où les gens puisent en moi. Je ne suis plus un abîme où les énergies s'entassent. Je suis purifié, libre et protégé contre toutes les attaques psychiques et contre tout ce qui n'est pas convenable pour moi. Le Tout-Puissant est ma lumière et avec Lui, je ne crains rien. »

Il est temps de visualiser une lumière verte et de la loger au niveau de votre cœur. Soyez calme. Concentrez votre attention sur votre respiration. Affirmez maintenant : « Je contrôle mes émotions. Je fais preuve de compassion. Je suis harmonie. Je fais partie de l'Éternel et je vibre à son diapason. J'écoute Ses enseignements et je respecte Ses choix. Mes émotions ne sont ni la peur, ni le doute, il n'y a que l'amour qui jalonne chaque cellule de mon cœur. Je suis santé, la santé fait partie de moi. » Prenez un instant pour réfléchir au travail que vous venez d'accomplir jusqu'à maintenant.

Une lumière bleue étincelante entre dans votre gorge. Vous vous sentez merveilleusement bien et détendu. Elle tourbillonne doucement. Dites à présent : « Je m'exprime de la bonne manière. Je suis capable d'affirmer ce que je suis réellement. Je n'ai pas peur du jugement des autres. Je dis les mots justes. Je suis diplomate. Je n'agis pas sur le coup de la colère. Je prends le temps de recentrer mes énergies avant de prononcer des paroles que je pourrais regretter. Je m'exprime de façon parfaite. Je suis apte à me faire comprendre par autrui, car mes paroles sont le résultat de mon évolution spirituelle. » Prenez une grande inspiration, retenez votre air quelques instants au fond de votre cœur, puis expirez doucement en laissant s'échapper tous les mots non dits qui vous empêchent de vous exprimer.

Une lumière violette tourbillonne autour de vous, puis vient se placer sur votre chakra frontal, c'est-à-dire votre troisième œil. C'est à cet instant que vous allez comprendre une nouvelle vérité. Vous êtes une partie intégrante du divin. Par ce chakra, vous percevez tout ce qui concerne l'Au-delà. Ce centre d'énergie est le point de départ de la clairvoyance et de votre intuition. Prononcez ces paroles : « Je suis apte à recevoir les informations qui me viennent de la lumière. Je suis capable de voir ce que les autres ignorent. Je fais confiance à mon intuition. Elle me guide toujours de la bonne façon. Je prends conscience de la réalité de Dieu. Je suis Un avec Lui. »

Pour terminer, visualisez une lumière blanche entrer par votre chakra couronne. Laissez-la s'y promener quelques instants. Ressentez sa puissance et ses hautes vibrations. Faites-la doucement tourner dans le sens horaire, puis affirmez : « Je fais partie de la lumière divine. Je canalise convenablement les messages des anges, des esprits, des maîtres ascensionnés, des guides spirituels et de Dieu. Je suis un bon canal. Je suis pur. Je suis Amour. Je suis Paix. Je suis Lumière. » Remerciez ensuite le Tout-Puissant. Vous venez d'harmoniser vos sept principaux chakras.

4) Être un « canal »

Pour être thérapeute, il faut être un bon « canal ». Mais qu'est-ce au juste, être un « canal » ? L'énergie universelle de Vie provient directement du Tout-Puissant. Cette énergie ou fluide coule à travers le thérapeute par son chakra transpersonnel, puis ensuite par son chakra couronne. Si le chakra transpersonnel est en bonne santé et s'il tourne dans le sens horaire, alors le flux d'énergie se déversera correctement au chakra en dessous, c'est-à-dire le chakra couronne. Il faut que ce chakra soit dans une bonne forme, nettoyé et équilibré, pour que le thérapeute transmette adéquatement l'énergie de guérison.

Plus d'une personne est apte à agir en tant que « canal », mais est-ce que toutes les personnes utilisent bien ce « canal » ? Malheureusement, non ! Trop de gens enfreignent les lois divines et ne transmettent pas adéquatement l'énergie. Ils se servent de leur « pouvoir » pour berner leur patient. Il convient de faire confiance à votre intuition avant de choisir un thérapeute.

Le thérapeute « reçoit » l'énergie universelle de vie et, par la suite, la transmet au patient. Le thérapeute est un « récepteur » et un « transmetteur » d'énergie. S'il y a un travail beaucoup plus considérable à accomplir, le thérapeute sera apte à « ouvrir » davantage son chakra couronne de manière à ce que l'énergie et les messages puissent être transmis de la bonne manière.

Ne croyez pas qu'être un « canal » est un processus ardu. Tout le monde est apte à « recevoir » et à transmettre l'énergie de guérison. Il suffit d'être prêt et enclin à « canaliser » les enseignements nécessaires à son propre cheminement spirituel.

Vous pouvez faire de nombreux exercices pour parvenir à « recevoir » l'énergie universelle de vie ou pour être apte à « canaliser » des communications des anges. Pour ce faire, il faut que vous commenciez un processus d'introspection individuelle qui vous mène à la pleine conscience du pouvoir spirituel qui est ancré en chacun de vous. Plus vous serez capable de fouiller dans les tréfonds de votre âme, plus vous pourrez alors comprendre ce qui vous pousse à vouloir « renaître » afin de devenir la vraie personne que vous devez être.

Tous les êtres humains ont la capacité « d'entendre » la voix divine. La plupart ont seulement éteint cette faculté en refusant de croire que cela était du domaine du possible.

Alors, « allumez » de nouveau votre antenne et ouvrez grand vos oreilles, car l'invisible vous côtoie et vous offre de merveilleux messages, prêt à vous venir en aide dans votre cheminement spirituel.

Soyez à la hauteur de vos attentes et dépassez toutes les limites qui vous sont permises. Atteignez le sommet de la montagne que vous espérez rejoindre depuis si longtemps. Rien n'est impossible. Il faut que vous débutiez par des méditations quotidiennes et par la compréhension de la véritable essence de votre cœur.

Plus vous comprendrez votre passé (aussi lointain que celui de vos vies antérieures), plus vous dénouerez les blocages qui vous empêchent d'avancer et plus vous serez un précieux « messager » Divin.

Répétez ceci :

« L'énergie divine pénètre en moi de trois manières : par la lumière de Dieu, par l'amour de Dieu et par la compassion de Dieu à mon égard. Je suis un être humain, je suis une âme consciente de ma place au sein de l'Univers, je suis un messager, je suis le maître de ma vie, je suis la volonté du Tout-Puissant et j'agis selon le destin qui m'est accordé. Je suis amour, je suis santé, je suis lumière, je suis beauté, je suis grandeur et je suis positif dans chaque aspect de mon existence. Je rejette tout fardeau qui empêche mon destin de s'accomplir. Le Christ en moi se libère et brise toutes les barrières en écartant tous les schémas négatifs de mon chemin. J'avance tel un chevalier, un guerrier et un élève de Dieu. Plus je suis celui que je dois être, plus les portes s'ouvrent toutes grandes pour faire pénétrer mon bien dans ma demeure. J'entends la voix qui m'appelle et l'écho des

paroles que j'ai jadis prononcées. Je me libère du passé en coupant les liens qui me rattachent à mes anciennes souffrances et croyances. Je marche sur la route de l'abondance, car Dieu est source infaillible et je ne manque de rien. »

5) L'autoguérison

Il convient que le patient accomplisse une partie du travail, c'est-à-dire débuter la guérison en lui, en son âme. Il doit avoir la ferme intention de guérir. Tout commence par lui et la force de concentration qu'il apportera lors de la séance de guérison. Plus le patient est ouvert et conscient de sa place au sein du traitement, plus l'énergie entrera en lui. Il aura ainsi la confiance nécessaire pour accepter les vibrations de guérison. Il est important que le « receveur » agisse avec respect envers le thérapeute. Il doit être à l'écoute et avoir confiance. Il ne doit en aucun cas « tester » le thérapeute. Il doit assister à la séance en ayant foi quant au travail de guérison qui sera accompli. Avant un traitement, le patient doit « réfléchir » au travail qui l'attend. Toute personne qui est apte à reconnaître la force d'autoguérison en lui peut toujours se remettre d'un quelconque malaise ou inconfort. Il ne faut pas oublier, par contre, qu'un message doit être reconnu et assimilé pour chaque maladie qui entre en vous. Vous devez en prendre conscience comme étant un appel à l'éveil. Sur la route de votre cheminement, plus vous serez ouvert à comprendre et à apprendre, plus l'utilisation de l'énergie universelle de vie coulera à travers vous.

En tant que « receveur », avant une séance de guérison, prenez quelques instants pour vous recueillir et ouvrir votre âme à « recevoir ». Chaque cellule de votre corps doit être pareillement préparée. Vous devez être au diapason des forces de l'Univers.

Le divin doit filtrer en vous et devenir la présence la plus importante. Prenez quelques instants pour bien respirer et surtout, dites-vous que plus vous porterez d'attention sur la puissance d'autoguérison en vous, plus la guérison fera partie intégrante de vous.

Plus vous aurez des paroles positives pour vous et pour les autres, et plus vous rayonnerez d'une lumière intense qui attirera les autres vers vous. En tant que « patient », il vous faut agir comme le nom qui vous assigne : patient = patience. Apprenez à ne pas précipiter le cours des événements et des choses. Soyez dans la sérénité et le calme, et ne tombez surtout pas dans les excès de colère, de tristesse, de drame et de négativité. Soyez ouvert à reconnaître la vie comme étant un immense jardin où fleurissent des milliers de fleurs toutes plus belles les unes que les autres. Soyez réceptif à vos besoins ainsi qu'à ceux des autres. Plus vous parviendrez à intégrer ces mots en votre âme, plus vous serez enclin à offrir le meilleur de vous-même aux gens qui vous entourent. Lors de votre prochaine séance de guérison, réfléchissez à mes propos et agissez en allant dans leur sens, et non l'inverse. Vous remarquerez un changement immense. La vraie guérison commence aujourd'hui !

CHAPITRE 8

Les guérisons

Il existe plusieurs façons de transmettre l'énergie de guérison. Je parlerai ici de quelques manières de procéder, en choisissant celles qui offrent le plus de bienfaits, autant chez le receveur que chez le transmetteur.

1) Les espaces de traitement

Tout d'abord, il faut préparer les espaces de traitement en prenant conscience que l'énergie doit circuler convenablement pour que vous puissiez ressentir l'énergie divine couler en vous.

Passez une labradorite sur tout le corps du patient afin que son énergie se dégage et s'imprègne sur tous les espaces de traitement. Puis, déposez la pierre pendant quelques minutes sur l'abdomen du receveur et placez vos mains de chaque côté. Prenez une grande respiration et visualisez une lumière dorée entourer la personne. Enlevez la labradorite et placez-la à côté du patient à la hauteur du chakra du cœur. Vos mains se placent alors en diagonale sur le corps du patient. Répétez ce geste sur tout le corps de même que sur les jambes, durant environ cinq minutes pour toute cette application. Vous ferez le même processus lorsque le patient sera étendu sur le ventre. Il est important de bien préparer les espaces de traitement des deux côtés du corps.

Vous êtes alors prêt à commencer votre séance de guérison. Le dos est particulièrement sensible aux énergies, beaucoup de maux de dos, toutes les tensions s'accumulent de ce côté du corps. Répétez cette technique avec la labradorite, les mains de chaque côté, puis par la suite, avec les mains en diagonale environ cinq minutes. Vous pouvez également procéder en utilisant d'autres manières afin de préparer les espaces de traitement chez votre patient. Lorsque vous utilisez les cristaux, leurs énergies se libèrent et entourent le patient ; c'est pour cela que je privilégie la méthode des pierres à toutes les autres.

Plus vous prendrez conscience de l'importance de ce geste, plus l'énergie coulera adéquatement à travers vous et sera mieux assimilée par votre patient. Qui plus est, préparer les espaces de traitement ne nécessite pas beaucoup de temps ; alors, pourquoi ne pas le faire ?

Je vous ai parlé de la labradorite ; toutefois, vous pouvez également utiliser d'autres pierres comme le quartz, la sélénite ou la tourmaline. Tout va dépendre si votre patient ressent ou non l'effet des cristaux et si une forte énergie comme le quartz peut lui être adéquate. C'est vous qui jugerez comme il se doit. N'oubliez pas que dès que vous travaillez avec l'énergie des cristaux, c'est tout votre univers qui changera pour le mieux, y compris les guérisons que vous accomplirez.

2) Le nettoyage énergétique

Après avoir préparé les espaces de traitement, il faut que vous procédiez à un nettoyage énergétique. Lorsque le patient est étendu sur le dos, il est important d'évaluer l'état de l'aura. Pour ce faire, vous devez commencer par « passer » vos mains au-dessus du corps du receveur, des pieds à la tête. Ressentez l'énergie pénétrer en vous et suivez le mouvement de la chaleur qui s'intègre à vos vibrations. Fermez les yeux. Captez la voix du silence qui se fait petite. Reconnaissez la présence des anges près de vous. Puis, avec notre aide et votre intuition, visualisez ma lumière émeraude envelopper tout le corps de la personne à qui vous prodiguez le soin. Êtes-vous apte à « voir » son aura ? Pouvez-vous dénoter des fuites énergétiques ? Y a-t-il une surcharge ou un trop-plein d'énergie à un endroit en particulier sur le corps ? Si vous êtes incapable de « voir », cela n'est pas bien grave. Dans ce cas, allez-y avec les sensations que vous percevez du bout de vos doigts. Est-ce une douce chaleur ou un froid intense ? Sentez-vous des picotements ? Un malaise ? Un bien-être ? Que vous dit votre corps ? Soyez attentif à lui et il vous guidera toujours de la bonne manière.

Toutes ces sensations vous en apprendront énormément sur l'état de l'aura du patient. Si, par exemple, vous ressentez un « froid » au niveau du bassin et de la chaleur au niveau de la tête, alors, il y a un déséquilibre énergétique qui se doit d'être harmonisé. Laissez-vous imprégner des vibrations qui entrent en vous.

N'ayez pas peur et sachez que si vous parvenez à reconnaître ces énergies, alors, plus vous accomplirez de guérisons, plus vous aurez la confiance nécessaire pour « sentir » et « écouter » les enseignements qui viennent des anges et de vos guides spirituels. Ouvrez-vous à la lumière divine.

Le nettoyage énergétique est une étape importante à votre processus de guérison. De même que vous l'accomplissez chez votre patient, de même vous devez l'utiliser sur vous également. Chaque fois que vous désirez nettoyer votre corps astral, vous devez « percevoir » les énergies qui l'entourent. Il est important d'être apte à le faire. Si cela est trop ardu au début, vous pouvez toujours aller voir un thérapeute ou un guérisseur qui le fera pour vous. Plus votre « aura » sera nettoyée, plus vous commencerez à percevoir la différence entre ce qui était votre ancien corps énergétique et le « nouveau ».

Faites régulièrement l'exercice de « voir » et de « ressentir » votre aura, ainsi que celle de vos clients. Plus vous vous y exercerez, plus cela vous aidera à accomplir le nettoyage énergétique. Allez-y doucement, ne brusquez rien. Ne vous découragez pas si vous n'y parvenez pas lors de vos premiers essais. Persévérez. Vous serez apte à le faire très bientôt, j'en suis certain. Pour ce faire, parlez-moi. J'enverrai mes énergies et mon rayon émeraude de guérison à votre corps physique. N'oubliez pas que pour que l'énergie circule adéquatement, il faut que vous placiez vos mains doucement sur le corps du patient, sans pression excessive, en réunissant vos doigts.

3) Le travail de guérisseur

L'être humain a toujours eu la capacité de transmettre l'énergie de Dieu à travers ses mains pour guérir les autres ainsi que lui-même. Toutefois, il est vrai de dire que l'être humain a perdu beaucoup de ce pouvoir de transmettre la lumière Divine avec la chute de plusieurs civilisations, et surtout parce qu'il a su former une barrière immense qui le sépare de ses capacités extraordinaires. Il existe toujours ce sentiment de grâce qui permettra encore et encore à plusieurs personnes de percevoir ce don en elles, les rendant aptes à guérir avec leurs mains et leur permettant de continuer à recevoir si merveilleusement l'énergie universelle de vie.

Ce qu'il ne faut pas oublier, chers humains, c'est votre façon de servir de « canal » pour le Tout-Puissant. La guérison se fait à partir des énergies divines qui coulent à travers vous et qui se logent chez le patient ou le receveur. Les êtres humains qui ont déjà vécu sur d'autres planètes ou dans des constellations, ressentent souvent ce besoin de guérir. Pour eux, la guérison s'accomplissait de manière naturelle chez tous les êtres vivants. Sur Terre, ils doivent réapprendre cette façon de procéder, car l'attitude différente des humains les laisse parfois perplexes. La vraie guérison consiste à s'ouvrir directement à l'essence divine qui pénètre dans le corps humain et à la laisser filtrer lentement sans presser quoi que ce soit.

Un thérapeute devrait lui-même se « guérir » régulièrement par des séances de guérison en formant avec la lumière divine un lien qui lui permettra de se ressourcer en allant chercher des fréquences vibratoires encore plus élevées.

Se rapprocher de la nature aide l'être humain à réaliser à quel point il doit la respecter et ne faire qu'un avec elle. Le thérapeute doit nettoyer son aura et harmoniser ses chakras. Agir en tant que guérisseur nécessite un certain apprentissage et plusieurs connaissances dans les domaines physique et spirituel. Pour transmettre l'énergie universelle de vie, le thérapeute se doit d'être en harmonie avec son âme, son cœur et son corps, tout en ayant acquis un certain équilibre émotionnel.

Plus vous considérerez votre « pouvoir » comme étant un lien direct avec Dieu, plus vous pourrez agir à titre de guérisseur et instrument de l'Éternel. Celui qui comprend les lois divines pourra toujours constater à quel point l'Univers tout entier l'appuie dans ses démarches tout au long de sa vie. Vous êtes un enfant de Dieu, aimé et respecté. Vous êtes unique. Si vous désirez agir à titre de guérisseur, sachez que c'est par votre essence véritable que vous y parviendrez. C'est votre âme qui vous dictera la marche à suivre. Le travail de guérisseur n'est pas seulement fait de joie et de bonnes énergies. La fatigue et l'accumulation d'autres énergies sont le lot de tout guérisseur. C'est pour cela qu'il est nécessaire de se purifier régulièrement pour pouvoir demeurer en pleine santé.

Respirez ! Souriez ! Il y a un guérisseur en chacun de vous.

4) Techniques de respiration

Les êtres humains ont perdu le sens véritable de la respiration. Chaque jour, prenez quinze minutes de votre temps pour « respirer » de la bonne manière. Assoyez-vous confortablement et fermez les yeux. Tout d'abord, prenez une grande inspiration, puis placez votre main droite sur votre plexus solaire et votre main gauche juste au-dessus. Ressentez l'air qui entre en vous et prenez conscience de l'importance de cet air pour reconnaître votre vraie essence. La respiration se doit d'être plus qu'un besoin fondamental de votre survie : elle doit faire partie intégrante de chaque être humain comme une « source » provenant directement de Dieu. Elle constitue un précieux cadeau qui vous est offert.

En considérant votre manière de respirer comme étant plus qu'une simple nécessité, vous saurez en prendre soin et faire en sorte de bien assimiler l'air qui entre en vous. Méditez sur le sens de la respiration et intégrez de nouvelles méthodes respiratoires à chacune de vos méditations. Plus vous prendrez en considération votre façon de respirer, plus vous capterez la conscience vibratoire de chaque « bouffée » d'air qui entre en vous. Dieu fait partie de vous. Il est tout autour de vous. Il désire que vous preniez soin de chaque parcelle de votre corps. Pour ce faire, vous devez « bien » respirer pour acheminer toutes les vitamines et tous les nutriments de manière adéquate dans votre organisme.

Chaque jour, consacrez des instants à la respiration. Même si vous n'avez que dix minutes, faites-le quand même. Voici un bon exercice de respiration. Debout, les jambes légèrement écartées, placez vos mains sur votre plexus solaire. Faites pénétrer une lumière jaune à partir de votre chakra couronne. À mesure que la lumière descend à travers vous, prenez une grande inspiration, retenez votre souffle quelques secondes, puis expirez très doucement.

Répétez ces inspirations/expirations jusqu'à ce que la lumière soit bien enracinée dans le sol. Cet exercice dure environ deux à trois minutes. Après l'exercice, vous sentirez calme, paix et amour se loger dans votre cœur et votre corps.

5) Cristal de guérison

Il existe une pierre faite pour vous. Un cristal vous est destiné, et vous devez le trouver parmi tous les cristaux que vous achèterez. Lorsque cette pierre entrera en contact avec vous, vous aurez l'impression de ne faire qu'un avec elle. Son énergie fusionnera à la vôtre, et vous serez attiré pour travailler avec elle. Ce sera votre cristal guérisseur, celui que vous utiliserez pour faire vos séances de guérison. Vous le porterez sur vous aussi souvent que vous le pourrez, car ainsi, il assimilera vos énergies. Si la pierre que vous choisissez est un quartz clair brut, vous avez déjà vécu en Atlantide et accompli de nombreuses guérisons. Si votre choix s'arrête sur du quartz rose, sachez que lors de votre dernière incarnation, vous avez pris soin des autres et vous devez encore le faire pour accomplir votre destinée. Si la labradorite est votre cristal de guérison, vous venez de très loin et maintenant, vous êtes divinement guidé par les enseignements du Maître Jésus. Si vous privilégiez la tourmaline, vous ressentez toutes les énergies et particulièrement celles des autres ; il faut apprendre à bien nettoyer votre aura. Et si l'apophyllite est votre cristal de prédilection, vous êtes destiné à être un puissant guérisseur.

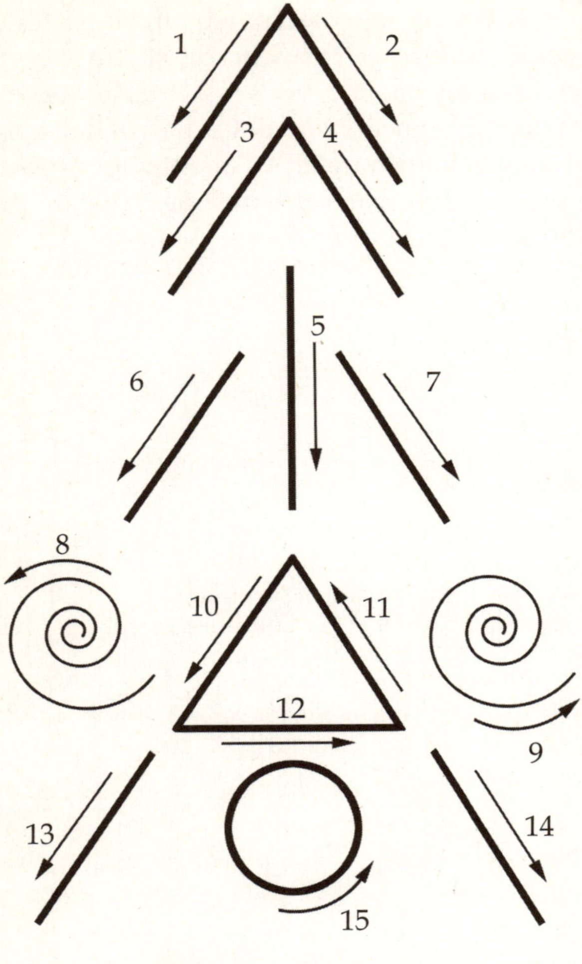

Nu cha Tou (o)

Guérir dans la lumière dorée

Symbole d'enracinement

VISION : Champs/Chine/Montagne ou Mont

CHAPITRE 9

La puissance des cristaux

Les cristaux sont de puissants outils de guérison. Plus vous travaillerez avec eux, plus vous connaîtrez leurs pouvoirs et leurs propriétés thérapeutiques, et plus vous comprendrez leur façon de procéder. Ils sont vivants. Prenez-en soin !

1) Améthyste

Anges, archanges et maîtres ascensionnés : Archange Michaël, archange Métatron et Vierge Marie
Recommandée pour la méditation : Oui
Correspondance des chakras : Couronne et troisième œil

Pierre extrêmement puissante, dotée d'une vibration spirituelle immense. Grâce à son contact, elle nous fait agir de manière positive et de façon adéquate vis-à-vis les jours. L'améthyste agit directement sur le chakra couronne et permet d'accéder rapidement au savoir universel. Prendre une améthyste en combinaison avec du quartz permet de méditer convenablement sur la flamme violette. L'améthyste a des pouvoirs curatifs et permet de guérir des maladies du foie, des rhumatismes, de l'arthrite, de la leucémie et de tout ce qui concerne le sang. L'améthyste devrait être une pierre de choix pour tous les thérapeutes qui travaillent avec la lumière. L'améthyste permet de prendre conscience de sa propre valeur, mais également du dessein de sa vie. Cette pierre est apaisante et rassurante. Elle agit bien avec les énergies de l'archange Michaël. Pierre de transition, c'est aussi un portail ouvrant directement sur les archives archaïques. L'améthyste a un lien établi avec votre « moi » Divin. Privilégiez l'améthyste avant toute autre pierre.

L'améthyste purifie parfaitement les autres pierres. Un morceau brut est recommandé à tous ceux qui travaillent régulièrement avec les cristaux, car elle apportera la purification dans la maison en dégageant son champ d'énergie sur plusieurs mètres. Prendre contact avec cette pierre aligne les chakras et éloigne le négatif. Si vous devez régulièrement nettoyer votre aura, sachez qu'un morceau d'améthyste passé directement sur votre corps durant trois à cinq minutes fait parfaitement le travail. Ce cristal s'accorde bien aux énergies de la calcite, de la cornaline, du quartz rose, de la citrine et également de la sélénite. Plus vous cheminez spirituellement, plus vous devez faire de la place pour intégrer l'améthyste parmi vos pierres de prédilection. Si vous ne devez posséder qu'un cristal, alors, choisissez l'améthyste.

2) Apophyllite

Anges, archanges et maîtres ascensionnés : Vierge Marie et Melchisédech
Recommandée pour la méditation : Oui, commencez doucement
Correspondance des chakras : Couronne

Vibration très fine et spirituelle qui accueille avec douceur les énergies de ceux qui travaillent avec cette pierre. L'apophyllite est reconnue pour être la « pierre » de la Vierge Marie. Elle apprécie son énergie qui dégage des vibrations permettant de se rendre maître de son destin. Ce cristal guérit et aligne les chakras, particulièrement le chakra coronal. En travaillant avec cette pierre, cela permet de pouvoir entrer en contact avec de très hautes énergies. Permet d'accéder rapidement à une profonde méditation. Intensifie la clairvoyance.

3) Calcite

Anges, archanges et maîtres ascensionnés : Archanges Gabriel/ Sandalphon/Haniel/Raphaël
Recommandée pour la méditation : Oui
Correspondance des chakras : Plexus solaire, cœur, couronne et sacral

Parmi les cristaux qui ont une grande importance en guérison, on retrouve la calcite, particulièrement les calcites jaune, verte et dorée. Elle agit sur le corps humain par de puissantes vibrations qui se logent principalement dans les chakras du plexus solaire et du cœur, mais aussi dans le chakra racine. Cela permet au corps de pouvoir reproduire des ondes positives. La calcite aide à surmonter la dépression et les tensions musculaires. La calcite jaune agit comme un pont entre les mondes matériel et spirituel. Elle permet au chakra du plexus solaire de communiquer avec le cœur et d'y faire entrer une bonne dose d'amour. La calcite jaune est également recommandée pour les gens qui deviennent rapidement des cibles ou des éponges lorsqu'ils sont en contact avec d'autres êtres humains. Cela permet de ne pas absorber le négatif et forme une barrière autour de soi pour demeurer serein. La calcite jaune offre une puissante protection psychique et physique. La calcite verte permet d'éloigner des maladies saisonnières telles que le rhume des foins, la grippe et ce genre de petits malaises. Bien évidemment, il faut porter une attention particulière à sa couleur, le vert étant la couleur de la guérison et des énergies du Fils, Jésus, et des miennes. Méditez avec une calcite verte permet d'élever vos vibrations jusqu'à mon rayon émeraude. La calcite dorée est d'abord réservée aux gens ayant atteint une haute connaissance de la méditation.

Elle permet également d'ouvrir le troisième œil et de faire passer l'âme dans une autre dimension. Cette calcite ouvre facilement le chakra couronne ; c'est pour cela qu'il faut y porter une attention particulière et l'utiliser avec modération pour ceux qui ne sont pas habitués. La calcite est une pierre qui mérite votre attention.

4) Célestite

Anges, archanges et maîtres ascensionnés : Archanges Michaël et Melchisédech
Recommandée pour la méditation : Oui, commencez en douceur
Correspondance des chakras : Gorge et troisième œil

Pierre angélique qui conduit la conscience vers les royaumes les plus élevés. La célestite est une pierre qui aide le processus d'ascension. Son énergie permet de prendre conscience de sa propre valeur en dégageant les idées préconçues qui vous suivent de génération en génération. Libère le mal-être du corps et fait en sorte de devenir maître de sa destinée. Poser les yeux sur une célestite pendant quelques minutes vous aidera à devenir plus créatif, plus ouvert et plus enclin à côtoyer les autres et à les accepter tels qu'ils sont. La célestite ouvre le chakra de la gorge et permet la libre expression, calme les spasmes musculaires et traite les troubles de la vision.

5) Citrine

Anges, archanges et maîtres ascensionnés : Archanges Gabriel/ Raguel/Uriel/Raphaël
Recommandée pour la méditation : Oui
Correspondance des chakras : Plexus solaire et racine

La citrine se purifie elle-même. Elle permet à la conscience de s'élever à son contact. Porter sur soi une citrine permet de se rendre maître de son destin. Elle donne à l'âme la force de décider et de choisir, d'après son intuition, la voie qui s'offre à elle. La citrine devrait être une pierre pour tous les médiums, guérisseurs, thérapeutes, ainsi que pour tous ceux qui soignent les autres. La citrine est une pierre de prospérité qui attire la richesse, autant matérielle que spirituelle. Elle permet de faire d'excellents élixirs et contribue à soigner les troubles du développement chez les jeunes enfants. La citrine est un puissant guérisseur des chakras, notamment celui du plexus solaire. Vous devez placer une citrine dans une ou plusieurs pièces de votre maison. Ma lumière et mes vibrations réagissent très bien à ce genre de pierre.

6) Cornaline

Anges, archanges et maîtres ascensionnés : Archanges Raphaël/ Sandalphon/Jophiel/Gabriel
Recommandée pour la méditation : Oui
Correspondance des chakras : Sacral et racine

La cornaline possède de très hautes vibrations. Disposer un cercle de cornaline dans une pièce aide à purifier l'endroit de toutes ses énergies négatives. La cornaline active le chakra sacral et le purifie en l'activant dans le bon sens — le sens horaire. La cornaline aligne les méridiens et parfait l'aura en magnétisant ses contours et ses profondeurs, ainsi qu'en offrant une couleur orangée aux espaces qui manquent et qui nécessitent un travail sérieux. La cornaline apporte de la confiance en soi et aide les gens qui ont un besoin de liberté. Pierre d'abondance qui ouvre les voies de l'Univers. Pierre nécessaire à l'évolution spirituelle. Offre des bienfaits thérapeutiques, surtout au niveau des jambes, des pieds, des genoux et du chakra racine. Purifie les autres cristaux et est excellente pour amplifier l'énergie des autres pierres. Pierre d'harmonie. La cornaline travaille très bien avec le quartz, la calcite, la fluorite, la citrine et également avec l'améthyste.

7) Émeraude

Anges, archanges et maîtres ascensionnés : archange Raphaël et Maître Jésus
Recommandée pour la méditation : Oui, mais pas avec d'autres cristaux
Correspondance des chakras : Cœur

Cette pierre est douce, toutefois, elle apporte un grand réconfort aux gens qui sont dans le besoin. De par sa couleur, elle active le chakra du cœur et l'ouvre pour faire en sorte que les émotions soient exprimées à leur juste valeur. L'émeraude est recommandée aux personnes qui sont dans le désespoir et à celles qui sont en deuil. L'émeraude est efficace pour les yeux et le système immunitaire. Un morceau d'émeraude dans une pièce écarte les mauvais esprits et rend l'atmosphère réceptive aux bonnes vibrations. Porter l'émeraude le plus souvent possible si on veut retrouver la joie de vivre et la lumière au bout du tunnel. Pierre de guérison pour les gens atteints d'un traumatisme ou d'un syndrome qui dure depuis l'enfance.

8) Fluorite

Anges, archanges et maîtres ascensionnés : Archanges Raphaël/Melchisédech et Michaël
Recommandée pour la méditation : Oui, surtout en combinaison avec d'autres cristaux
Correspondance des chakras : Cœur, plexus solaire et sacral

Il existe bon nombre de couleurs dans la fluorite. Toutefois, si vous désirez travailler avec mon énergie, utilisez la fluorite verte qui possède de puissantes vibrations thérapeutiques très efficaces. La fluorite a le pouvoir de dissiper les excès de colère et de rendre utile le travail de groupe. Cette pierre inonde une pièce de sa lumière et dégage une vibration calmante et rassurante. La fluorite traite le système digestif et active l'aura qui a régulièrement besoin d'ajustement. Cette pierre est également bénéfique pour les os et le sang. Portez une fluorite verte lors de vos visites chez un praticien de la santé. Cela vous aidera à vous recentrer. La fluorite a aussi le pouvoir de purifier des pierres comme l'agate et la sodalite.

9) Kunzite

Anges, archanges et maîtres ascensionnés : Archanges Métatron/Michaël et Vierge Marie
Recommandée pour la méditation : Oui, mais avec la tourmaline noire
Correspondance des chakras : Couronne et troisième œil

À utiliser avec précaution sur de courtes périodes, en s'ajustant à ses vibrations qui sont très puissantes et très spirituelles. La kunzite associée au quartz et à la tourmaline noire permet de se purifier et de parvenir à atteindre les vies antérieures. Ouvre convenablement le chakra couronne et le chakra du troisième œil.

10) Labradorite

Anges, archanges et maîtres ascensionnés : Archanges Haniel/Raphaël et Uriel
Recommandée pour la méditation : Oui

Correspondance des chakras : Troisième œil, cœur et plexus solaire

Pierre hautement protectrice et curative. Apporte bienfait à l'âme et devient un compagnon utile et puissant pour les thérapeutes. La labradorite a le pouvoir de nettoyer les zones à traiter sur le patient, et ensuite, d'offrir de l'énergie là où le corps en a besoin. La labradorite vient en aide à tous ceux qui s'imprègnent de son champ d'énergie. Purifie les chakras, particulièrement celui du cœur. Cette pierre offre soutien et réconfort dans les moments difficiles. Utile pour les crampes, le système digestif et le cœur. À porter en pendentif, ou simplement la tenir dans la main ou sur soi.

11) Lapis-lazuli

Anges, archanges et maîtres ascensionnés : Archanges Michaël et Melchisédech
Recommandé pour la méditation : Oui, commencez en douceur
Correspondance des chakras : Troisième œil et gorge

Cette pierre est destinée à travailler de manière sérieuse avec les thérapeutes. Cristal d'ancrage qui nécessite une attention particulière. Puissant purificateur de la gorge et du système immunitaire, le lapis-lazuli fait le lien entre les rêves et les voyages astraux. Utile pour les migraines, les maux de gorge et les cauchemars. Cette pierre harmonise le chakra du troisième œil et le chakra de la gorge.

12) Malachite

Anges, archanges et maîtres ascensionnés : Archange Raphaël et Maître Jésus
Recommandée pour la méditation : Non, mais porter sur soi pour de courtes périodes
Correspondance des chakras : Cœur

Les vibrations les plus élevées qui se retrouvent dans les cristaux sont formées à la fois du Divin et de la puissance magnétique de chaque pierre. Alors, sachez qu'un morceau de malachite dans une pièce écarte les virus ainsi que les mauvaises énergies. Si vous devez vous procurer une pierre pour la guérison, choisissez une malachite qui confère à la fois force et courage. La malachite est sur le point de devenir la pierre la plus utilisée pour la guérison. Posez les yeux dans les dessins qui ornent cette pierre, et vous comprendrez à quel point sa puissance est marquée par son champ d'énergie. La malachite guérit le cœur et le chakra du cœur. Permet de mieux comprendre les émotions et de les contrôler. Atténue la dépression. Guérit les rhumes, les grippes, l'arthrite et les sinus.

13) Quartz

Anges, archanges et maîtres ascensionnés : Archanges Gabriel/Michaël/Raphaël et Vierge Marie
Recommandé pour la méditation : Oui
Correspondance des chakras : Tous les chakras

Le quartz étant l'amplificateur d'énergie le plus élevé, il est sans aucun doute le cristal qui guérit toutes les maladies. Le quartz possède la vibration la plus haute de tous les cristaux. La clairvoyance est accentuée pour celui qui regarde à travers un quartz clair.

Ce cristal a été utilisé par un très grand nombre de peuples, notamment par les gens qui ont vécu en Atlantide, par les Égyptiens, mais aussi par les Indiens et les Amérindiens qui ont cru aux puissants pouvoirs que cette pierre possède. Plusieurs croient que le divin se trouve dans chaque morceau de quartz. Prendre un quartz dans ses mains permet d'ouvrir le chakra couronne plus facilement et d'entendre les énergies et les vibrations élevées. Cela fait en sorte que le quartz est considéré comme étant le cristal de prédilection pour la méditation, le travail spirituel et pour accéder à de nouvelles connaissances. Placez un morceau de quartz sur le bord de votre fenêtre, directement au soleil pendant une heure, et ensuite, prenez-le entre vos mains et plongez vos yeux à l'intérieur. Vous y verrez le reflet de votre âme et comprendrez votre route. Un quartz devrait être placé dans toutes les pièces de votre maison.

14) Sélénite

Anges, archanges et maîtres ascensionnés : Archanges Haniel et Melchisédech
Recommandée pour la méditation : Oui
Correspondance des chakras : Couronne et troisième œil

Pierre excellente pour travailler sur les centres d'énergies. Permet à l'âme de s'élever jusqu'aux énergies les plus hautes. Recommander pour la méditation. La sélénite purifie l'aura et élimine les énergies négatives attachées au corps physique. Puissant nettoyeur et régénérateur. La sélénite permet de prévenir les caries dentaires. Utiliser pour ouvrir le chakra coronal, ce cristal dissout les doutes et permet de canaliser les anges.

15) Sodalite

Anges, archanges et maîtres ascensionnés : Archange Métatron
Recommandée pour la méditation : Oui
Correspondance des chakras : Gorge

Pierre de guérison très fine qui absorbe le mal-être et qui libère en douceur les émotions refoulées. La sodalite, de par sa couleur, guérit parfaitement la gorge, les cordes vocales et le larynx, mais permet également de s'exprimer de façon juste et honnête. Utile pour la méditation sur le sens de la vie. Cristal créatif qui permet de se rendre compte du potentiel qui fait partie de chaque être humain. Élimine la pollution électromagnétique. Calme les crampes, les brûlures d'estomac et la toux.

16) Sugilite

Anges, archanges et maîtres ascensionnés : Archanges Michaël/Raphaël/Gabriel et Uriel
Recommandée pour la méditation : Oui
Correspondance des chakras : Troisième œil, gorge et sacral

Douce et spirituelle, l'archange Gabriel apprécie ses énergies, tout comme l'archange Michaël. En manipulant cette pierre de la bonne façon, vous pourrez constater son énergie extrêmement bénéfique pour les troubles reliés aux systèmes endocrinien et immunitaire. La sugilite permet à l'âme de reconnaître sa véritable essence. Utile pour la méditation, les voyages astraux et les retours dans les vies antérieures, ainsi que pour le souvenir des rêves et leur interprétation. Placer sur le troisième œil ouvre les dons psychiques et accélère leur assimilation.

17) Topaze

Anges, archanges et maîtres ascensionnés : Archanges Gabriel / Sandalphon et Maître Jésus
Recommandée pour la méditation : Oui
Correspondance des chakras : Sacral, racine et plexus solaire

Extrêmement puissante et reconnue comme possédant des vibrations qui élèvent l'âme. La topaze nettoie le chakra du plexus solaire et le libère des émotions négatives. Permet d'assimiler le côté positif des événements de la vie.

18) Tourmaline noire

Anges, archanges et maîtres ascensionnés : Archanges Michaël/ Raguel/ Métatron et Uriel
Recommandée pour la méditation : Oui
Correspondance des chakras : Racine et sacral

Pierre d'enracinement des plus utiles. Forme une barrière protectrice contre les mauvaises énergies, mais également contre les esprits. Purifie le chakra racine et permet un meilleur contrôle de soi. La tourmaline aide les gens qui ont de la difficulté à méditer et à prendre conscience de leur don. Guérit la peur de la mort. Fait remonter dans les vies antérieures. Chasse les cauchemars et les gens malhonnêtes. Pierre du pardon et du savoir universel. La tourmaline noire soustrait les maux de têtes. Bénéfique pour les dents, les os, la moelle osseuse, la ménopause, la dépression, la nausée et les troubles des transports.

19) Zincite

Anges, archanges et maîtres ascensionnés : Archange Raphaël, Maître Jésus et Vierge Marie
Recommandée pour la méditation : Oui, commencez en douceur
Correspondance des chakras : Couronne et plexus solaire

En combinaison avec la topaze et la sélénite, la zincite est un puissant régénérateur énergétique qui fait la transition entre le mal-être et le bien-être. Pierre qui aligne les chakras, nettoie l'aura et donne accès aux plus hautes sphères du monde spirituel.

20) Traitement de guérison avec les cristaux

Harmoniser les chakras

Étendu sur le dos, par terre ou sur une table de massage, le patient doit être en état de réceptivité. Les yeux fermés, les paumes tournées vers le ciel, les jambes quelque peu écartées, le patient doit prendre de profondes respirations. Le guérisseur effectue une purification auparavant, pour lui et le patient. Ensuite, après une prière, le traitement commence. Il est important de travailler avec ma lumière émeraude. Le guérisseur se laissera guider par ma présence et mes enseignements. Il doit devenir mon canal. Ses mains passeront au-dessus du corps du patient, doucement, en prenant soin de s'arrêter à la hauteur de chaque point d'énergie. Je ne puis affirmer ici tout ce que ce traitement comporte, puisque le guérisseur lui-même me canalisera et recevra mes conseils et mes directives. Étant donné que ce traitement est réalisé avec les cristaux, il convient de s'informer si le patient « ressent » l'énergie de ces derniers.

Vous pouvez répéter ce traitement trois fois par semaine pendant un mois pour enlever complètement tout le négatif imprégné dans votre corps. Placez les pierres sur le patient (pour les gens habitués à l'énergie des cristaux et qui travaillent avec eux depuis plusieurs années). Par contre, pour ceux qui ne ressentent pas encore les cristaux, placez les pierres près du corps du patient. Ce traitement peut durer environ vingt à trente minutes.

Voici les cristaux à utiliser.

1er chakra : Tourmaline noire ou quartz fumé
2e chakra : Jaspe rouge ou cornaline
3e chakra : Citrine ou calcite jaune
4e chakra : Fluorite verte ou malachite
5e chakra : Agate dentelle ou lapis-lazuli
6e chakra : Sodalite ou améthyste
7e chakra : Améthyste ou sélénite

21) Purifier vos cristaux et les consacrer

Lors de l'achat d'une pierre, il est nécessaire de la nettoyer ainsi que de la déprogrammer des autres énergies emmagasinées durant de longues périodes. Il existe plusieurs façons de procéder. Les méthodes que je recommande sont les suivantes.

Placez la ou les pierres aux rayons du soleil durant vingt-quatre à quarante-huit heures, ainsi qu'aux rayons de la lune durant le même temps. Le soleil purifiera la pierre, tandis que la lune la chargera en énergie. Il est bien évident que ce ne sont pas toutes les pierres qui apprécient cette façon de faire, puisque plusieurs cristaux ne supportent pas très bien le contact direct avec le soleil. C'est pour cela qu'on ne répétera pas ce geste plus d'une fois, soit lors de la première purification. Si je ne privilégie pas l'eau lors de la purification des pierres, je la recommande toutefois lors de la première purification et lors de la fabrication d'élixir.

Placez la ou les pierres dans un bol d'eau de source (le contenant ne doit pas être en plastique ou en matière toxique) et laissez-la (les) immergée(s) durant cinq à huit jours, à l'abri des regards, dans une pièce où vous seul irez. Vous pouvez également placer le bol près de votre lit.

Les cristaux sont constitués comme les êtres humains, c'est-à-dire qu'ils ont leur propre champ d'énergie tout autour d'eux. Lorsque nous désirons « communiquer » avec vous, nous puisons dans le champ d'énergie des cristaux.

S'il y a un manque ou une fuite dans votre aura, nous cherchons alors une autre source d'énergie pour vous contacter. C'est pour cela que nous utilisons les cristaux, mais également le champ d'énergie des plantes et des animaux.

Plus une pierre a été en contact avec plusieurs personnes durant une longue période, plus il est nécessaire de la nettoyer le plus adéquatement possible. Il faut respecter chaque pierre comme étant un être vivant à part entière. Une fois que vos cristaux auront trempé dans l'eau, il faut les « programmer » pour les imprégner de vos intentions et de l'utilisation que vous leur destinez. Prendre une pierre à la fois, la placer dans votre main gauche et la recouvrer de votre main droite. Fermez les yeux. Prenez une grande inspiration, puis expirez doucement. Visualisez une lumière arc-en-ciel englober vos mains, et ressentez sa chaleur. Réfléchissez à vos intentions et au pourquoi de votre achat de cette pierre. Désirez-vous qu'elle travaille au niveau de la guérison ? De l'amour ? De la compassion ? Ou pour une autre utilisation ?

Une fois que vous aurez trouvé, dites : « Je consacre cette pierre au Nom de Dieu, des anges, des archanges et des maîtres ascensionnés. Je la programme pour qu'elle m'apporte ___, comme il se doit, selon la volonté du Tout-Puissant. » Par la suite, purifiez régulièrement vos cristaux après leur utilisation, soit avec de l'encens, les rayons du soleil et de la lune, ou tout simplement avec votre énergie.

Choisir une pierre
Lors de l'achat d'une pierre, il est important que vous la choisissiez convenablement afin de pouvoir ressentir son énergie. Voici comment procéder. Prendre une pierre, la poser dans votre main gauche, fermer les yeux et prendre une grande respiration. Il faut que vos vibrations entrent en contact avec elle. Si votre main vibre, si vous ressentez des picotements, de la chaleur ou un frisson, alors cette pierre entre en accord avec votre champ d'énergie. Si vous ne ressentez rien, peut-être faut-il que vous choisissiez une autre pierre pour votre travail spirituel, ou peut-être devrez-vous développer vos capacités psychiques.

CHAPITRE 10

Savoir élever vos énergies

1) L'arbre

Vous pouvez réaliser cette visualisation de l'arbre en étant pieds nus. Si vous pouvez le faire à l'extérieur, votre enracinement pourra mieux être dirigé vers la Terre-Mère ; sinon, vous pouvez tout de même l'accomplir à l'intérieur. Debout, les jambes légèrement écartées, levez les bras vers le ciel. Prenez une grande inspiration et faites pénétrer une lumière blanche et claire à travers votre chakra couronne, puis laissez cette lumière descendre doucement vers votre chakra racine pour qu'elle s'y loge. Expirez doucement en chassant tout sentiment de doute ou de peur. Visualisez des racines sortir de vos pieds et s'enfoncer profondément dans la Terre, comme si vous désiriez aller toucher le « cœur » de la Terre-Mère. Ressentez son énergie monter à travers votre corps. Vous êtes bien ancré à elle, protégé des vibrations négatives. Affirmez à voix haute ou en silence : « Je suis protégé contre les mauvaises énergies, bien enraciné dans la Terre. Je m'élève vers la lumière de Dieu, puisque tout mon corps physique vibre dans l'amour divin. »

2) La bulle d'énergie

Visualisez une bulle d'énergie qui vous enveloppe d'une lumière rose tendre. Une chaleur parcourt tout votre corps et vous ressentez les vibrations de Dieu dans chaque parcelle de ce rayon aux tons pastel. Cette bulle d'énergie vous permet de recentrer vos énergies et d'être apte à alimenter des pensées d'amour. Chaque personne qui visualise cette bulle magique parvient à vivre dans le calme et la sérénité en soustrayant la peur qui fait partie de la vie de la plupart des êtres humains.

Chaque matin, à votre réveil, levez-vous tranquillement en prenant conscience de votre place au sein de l'Univers. Une fois debout, fermez les yeux, joignez les mains et prenez une grande respiration. Puis, visualisez votre corps physique et éthérique entouré d'une lumière rose brillante qui fait le tour de tout votre être. Affirmez à voix haute ou en silence : « Je fais partie du Divin et l'essence de mon être est celle d'un être humain bien dans sa peau. Je suis l'amour de l'Éternel. Ma foi est ce qu'il y a de plus important dans ma vie. Par cette lumière rose, je me protège des pensées négatives des gens et je leur envoie des pensées d'amour. Par ce rayon pastel, je vibre à la même fréquence que les anges, rempli de compassion. Je suis calme. »

3) La douche de lumière

Cette « douche de lumière » doit être réalisée à l'entrée principale de votre maison. Prenez une grande respiration, puis visualisez une lumière blanche étincelante entourer votre porte. Placez-vous face à elle et affirmez à voix haute ou en silence : « Je fais appel à l'archange Michaël et à son rayon bleu de protection. La porte est entourée d'énergie positive et d'amour, cela éloigne le négatif et les gens qui ont de mauvaises intentions. Cette demeure est protégée sous le regard de l'Éternel. » Puis, remerciez l'archange Michaël.

4) Les sept cristaux

Visualisez-vous à l'intérieur d'une pyramide. Debout les jambes légèrement écartées, placez sept cristaux autour de vous. Il peut s'agir de pierres identiques comme la tourmaline et le quartz. Une lumière dorée descend du ciel et vous entoure complètement. L'énergie des cristaux se dégage peu à peu et entre en contact avec la lumière dorée qui est brillante. Demandez au Tout-Puissant ce que vous devez accomplir en ce jour pour parvenir à la conscience divine. L'aide des cristaux vous permettra de vous élever spirituellement tout en prenant cet instant pour méditer sur votre vie.

ADA éditions

POUR OBTENIR UNE COPIE DE NOTRE CATALOGUE :

Éditions AdA Inc.
1385, boul. Lionel-Boulet,
Varennes, Québec, J3X 1P7
Téléphone : (450) 929-0296
Télécopieur : (450) 929-0220
info@ada-inc.com
www.ada-inc.com

Pour l'Europe :
France : D.G. Diffusion Tél.: 05.61.00.09.99
Belgique : D.G. Diffusion Tél.: 05.61.00.09.99
Suisse : Transat Tél.: 23.42.77.40

VENEZ NOUS VISITER

facebook.
WWW.FACEBOOK.COM (GROUPE ÉDITIONS ADA)

twitter
WWW.TWITTER.COM/EDITIONSADA

AdA
éditions

www.AdA-inc.com
info@AdA-inc.com